D1574908

Dr. med. Benjamin Sandler
Vollwerternährung schützt vor Kinderlähmung
und anderen Viruserkrankungen

Dr. med. Benjamin Sandler

Vollwerternährung schützt vor Kinderlähmung
und anderen Viruserkrankungen
Früher: Sonderernährung verhütet Kinderlähmung

Bericht über eine Ernährung, die Kinderlähmung verhütet. Mit 14 Tabellen.

Überarbeitet von Dr. med. Max-Otto Bruker, Krankenhaus Lahnhöhe, 5420 Lahnstein

bioverlag gesundleben, 8959 Hopferau

Originaltitel »Diet prevents Polio«. Deutsche Lizenzausgabe.
Aus dem amerikanischen Original mit Genehmigung
des Autors und des Verlages ins Deutsche übertragen
von Götz Ohly. Copyright by The Lee Foundation
for Nutritional Research, Milwaukee/Wis.

ISBN 3-922434-70-3
3. Auflage
© 1985 Copyright by bioverlag gesundleben GmbH
8959 Hopferau-Heimen Nr. 50
Alle Rechte, auch die des auszugsweisen Nachdrucks, der foto-
mechanischen Wiedergabe und der Übersetzung, vorbehalten.
Satz: Fotosatzstudio Fischer, 8959 Hopferau-Heimen
Druck und Bindung: Kösel, Kempten

Inhaltsverzeichnis

	Seite
Vorwort von Dr. med. M. O. Bruker	7
Vorwort	11
Der Blutzuckerspiegel und seine Regulierung	15
Der Einfluß des zu niedrigen Blutzuckerspiegels auf die Empfänglichkeit für Kinderlähmung	27
Die weite Verbreitung des zu niedrigen Blutzuckerspiegels	41
Die Gamma-Glukose, ein hochaktiver, endogener Traubenzucker	63
Die Bedeutung des zu hohen Blutzuckerspiegels	75
Körperliche Überforderung und Kinderlähmung	79
Die Ernährung zur Verhütung der Kinderlähmung	91
Die Speisekarte in der Polio-Zeit	99
1948: Der erste Ernährungs-Blitzkrieg gegen die Kinderlähmung	109
Polio-Höhepunkte in verschiedenen Staaten der USA	127
Das Kinderlähmungsjahr 1949	131

Das Rätselhafte an den Kinder-
lähmungsepidemien 139
Zusammenfassung 151
Nachwort 155
Überblick über die Forschungsarbeit
von Dr. Sandler 161
Quellennachweis 163
Stichwortverzeichnis 165

Vorwort von Dr. med. M. O. Bruker

Zum dritten Mal liegt die Schrift in einem neuen Gewand vor. Diese Neuauflage erwies sich aus mehreren Gründen als notwendig. Die früheren Auflagen waren sehr rasch vergriffen; es erschien aber unerläßlich, daß die epochemachende Entdeckung Dr. Sandlers die gebührende weitere Verbreitung findet. Sowohl vom wissenschaftlichen wie vom menschlichen Standpunkt aus besteht die Verantwortung, den zivilisierten Menschen die Methode bekannt zu geben, wie die Kinderlähmung, die infolge der bleibenden Lähmungen in das Leben eines Menschen hart eingreift, verhütet werden kann.

Dr. Sandler hat bereits darauf hingewiesen, daß die Beeinflussung des Blutzuckers durch entsprechende Ernährung nicht nur die Infektion mit Kinderlähmungsviren verhüten kann, sondern auch vor Infektionen mit anderen Viren schützt. Inzwischen hat eine jahrzehntelange Erfahrung die Hinweise Dr. Sandlers bestätigt, daß eine Nahrung, die frei ist von Fabrikzucker und Auszugsmehlen, einen hervorragenden Schutz vor Viruskrankheiten überhaupt gibt. Da ein großer Teil der sogenannten Erkältungen auf Mischinfektionen mit Viren beruht, hat diese Feststellung eine große praktische Bedeutung. Ergänzt man die Ernährungsrichtlinien Dr. Sandlers, die in der Vermeidung raffinierter Kohlenhydrate liegen, mit einem gewissen Anteil von Frischkost, so ist damit der Bevölkerung eine sichere Methode an die Hand gegeben, sich vor den ständigen sogenannten Erkältungen und Grippen wirkungsvoll zu schützen.

Diese neuen Erkenntnisse kommen auch in dem erweiterten Titel zum Ausdruck, in dem andere Viruserkrankungen mit einbezogen sind.

Es erschien sinnvoll, in dieser Auflage für den deutschen Leser die Kostpläne, die ursprünglich für den amerikanischen Bürger angegeben waren, an die deutsche Küche anzugleichen.

Aus Gründen der Anpassung an die moderne Nomenklatur erschienen einige Änderungen zweckmäßig: Zur Verdeutlichung der Problematik wird im Text statt Zucker der Begriff »Fabrikzucker« verwendet und statt des früheren Begriffs Stärke der Ausdruck »Auszugsmehl«. Damit kommt auch klar zum Ausdruck, daß es der technische Eingriff ist, der die Herstellung von raffinierten Kohlenhydraten ermöglicht und an der Infektanfälligkeit schuld ist. Neben den Fabrikzuckerarten wird aus dem Getreide durch die Entfernung der Randschichten und des Keims ein reines Kohlenhydrat, die Stärke, eben das Auszugsmehl, gewonnen.

Mit der Neuauflage des Buches ist wieder eine Lücke geschlossen: Die Kinderlähmung und andere Viruskrankheiten haben sich in die Reihe der ernährungsbedingten Zivilisationskrankheiten eingefügt, die durch eine vitalstoffreiche Vollwertkost verhütet werden können.

Dr. med. M. O. Bruker
Arzt für innere Medizin
Leitender Arzt des Krankenhauses Lahnhöhe

Vorwort

Es ist ein unbestreitbares Verdienst der modernen medizinischen Wissenschaft, Diphtherie, Pocken und Typhus durch vorbeugende Maßnahmen, insbesondere durch Verbesserung der hygienischen Verhältnisse, durch Aufklärung und durch andere Schutzmaßnahmen in ertragbaren Grenzen zu halten. Auch die Sterblichkeit bei Tuberkulose wurde durch den Fortschritt der allgemeinen Hygiene eingedämmt. Typhus und Cholera haben durch Verbesserung der Trinkwasserverhältnisse ihre Schrecken verloren. Der Mensch ist durch Immunisierung und durch die Kontrolle seiner Umwelt gegen diese Krankheiten geschützt, *nicht aber weil etwa seine angeborene Fähigkeit, Ansteckungen zu verhindern, noch vorhanden ist oder gar zugenommen hat.*

Viel wichtiger aber, als Bakterien und Viren von ihnen fernzuhalten, ist es deshalb, die Menschen wieder so weit zu bringen, daß sie ihre natürlichen Abwehrkräfte gegen Ansteckungen wiederherstellen und bewahren. Niemand kann es sich vorstellen, daß es im Sinne der Natur liegt, daß der Mensch infolge von Infektionen erkrankt, gelähmt wird oder gar stirbt.

Nach meinen Studien der menschlichen Ernährung bin ich zu der Überzeugung gelangt, daß uns der Schöpfer mit natürlichen Schutzkräften ausgestattet hat und immer neu ausstattet und daß wir diese Kräfte durch Ernährungsfehler im Lauf der Zeit einbüßen. Wenn auch vielleicht eines Tages ein für den Organismus ungefährlicher Schutzstoff gegen Kinderlähmung entwickelt werden mag, ist es trotzdem notwendig, daß wir uns durch richtige Ernährung widerstandsfähig machen und halten.

Diese Schrift soll zeigen, wie man seinen Körper durch gezielte Ernährungsmaßnahmen kräftigen und ihn dadurch gegen Ansteckungen gefeit machen kann. Die Methode, die ich hier als Vorbeugung gegen Kinderlähmung empfehle, beruht darauf, daß nach meiner Überzeugung die Erhaltung des normalen Blutzucker-Spiegels im Organismus das Eindringen des Kinderlähmungsvirus in das Körpergewebe unmöglich macht und so die Infektion verhindert. Ich werde den Beweis dafür erbringen, daß das Absinken des Blutzucker-Spiegels auf ein abnorm niedriges Niveau einer der wichtigsten Faktoren für die Infektionsempfänglichkeit ist. Da aber die Erhaltung des normalen Blutzuckerspiegels grundsätzlich von der Art unserer Nahrung abhängig ist, wird die Methode der Vorbeugung gegen die Kinderlähmung zu einer Frage der gezielten Ernährung. Damit hat der Mensch die Macht in die Hand bekommen, diese zum Krüppel machende, oft tödliche Krankheit zu verhüten, sobald er die Kontrolle über das, was er ißt, übernimmt. Wissen ist Macht. Ich behaupte ohne jeden Vorbehalt, daß wir dieses Wissen besitzen.

Die Idee, daß zu wenig Blutzucker ein Empfänglichkeitsfaktor für Kinderlähmung ist, läßt uns auch verstehen, warum diese Krankheit im Sommer stärker auftritt als im Winter und warum sie den Menschen oft nach körperlicher Anstrengung, ermüdender Tätigkeit und nach langem Schwimmen in kaltem Wasser befällt. Dadurch begreifen wir auch, warum Ruhe die Erkrankung zu verhindern vermag. Ich werde auch den Beweis dafür erbringen, daß die eben genannten Faktoren gleichfalls den Blutzuckerspiegel senken und uns für die Kinderlähmung empfänglich machen können.

Intensive zwölfjährige Forschungen über die Beziehungen zwischen gezielter Ernährung und der Empfänglichkeit für ansteckende Krankheiten – und zwar nicht nur für Kinderlähmung, sondern auch für einfache Ansteckungskrankheiten der Atmungsorgane, auch der Tuberkulose –

brachten mich zu der Überzeugung, daß der menschliche Organismus durch richtige Ernährung sich selbst gegen Infektionen zu schützen vermag.

Der Blutzuckerspiegel und seine Regulierung

Zucker ist ein wichtiger Bestandteil des Blutes. Man nennt ihn auch »Blut-Traubenzucker«, kurz »Blutzucker«. Im Zustande der Nüchternheit, z. B. morgens vor dem Frühstück, beträgt der Blutzuckergehalt zwischen 80 und 90 mg in 100 ml Blut. Sogar während einiger Fastentage hält sich der Blutzuckergehalt bei einem sonst gut ernährten Menschen auf dieser Höhe. Für die Aufrechterhaltung des normalen Gesundheitszustandes ist es wichtig, daß der Zuckergehalt des Blutes stets auf dieser Höhe gehalten wird und daß er nie für länger als eine Stunde unter das Niveau von 80-90 mg absinkt.

Der Blutzuckerspiegel steigt nach jeder Mahlzeit, die *Zucker* enthält, sofort an und erreicht nach eineinhalb bis zwei Stunden gewöhnlich eine Höhe von 120-140 mg, um dann während der dritten und vierten Stunde nach der Mahlzeit wieder auf 80-90 mg abzusinken (Abb. 1).

Bei einigen Menschen kann der Blutzucker nach zu reichlichem *Zucker*genuß 180 mg und mehr erreichen, und dann kann auch im Urin Zucker festgestellt werden. Diese abnorm hohe

Blutzucker-Konzentration nennt der Arzt »Hyperglykämie«. Der entgegengesetzte Zustand, also ein abnorm niedriger Blutzuckergehalt, wird als »Hypoglykämie« bezeichnet. *Abbildung 2* zeigt die typische Kurve der Hypoglykämie, *Abbildung 3* die der Hyperglykämie.

Die Stabilisierung des Blutzuckerspiegels kommt durch einen regulierenden Wirkungsmechanismus zustande. Die Hauptorgane desselben sind die Leber, das vegetative Nervensystem und bestimmte Drüsen mit innerer Sekretion. Das Zentrum ist die Leber, die der Speicher für die Versorgung des Blutes mit Zucker ist.

Die zucker-stärkehaltigen Anteile der Nahrung, die wir täglich zu uns nehmen, werden zu körpereigenen Stoffen abgebaut, vom Magen-Darm-Kanal aufgesogen, der Leber zugeführt und von dieser zu einer komplizierten chemischen Verbindung, die man Glykogen (Leberstärke) nennt, aufgebaut (synthetisiert).

Solange man nüchtern ist, wird diese Leberstärke laufend innerhalb der Leber zu einem einfacher zusammengesetzten chemischen Stoff, dem Traubenzucker (Glukose), abgebaut, der alsdann an den Blutstrom abgegeben wird, und zwar immer nur in solchen Mengen, daß der Blutzuckerspiegel auf ungefähr 80 mg in 100 ml gehalten wird. Die Kontrolle dieses Vorganges er-

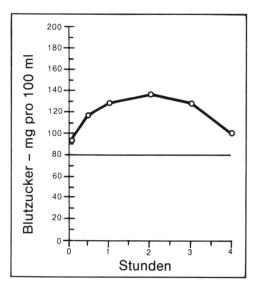

Abb. 1
Normal verlaufende Glukose- (Traubenzucker-) Toleranz-Kurve.
Der Patient trank nüchtern eine Lösung von 100 g Traubenzucker. Der Blutzuckerspiegel stieg daraufhin während der ersten zwei Stunden allmählich bis zum Höhepunkt. Innerhalb der 3. und 4. Stunde fiel er wieder auf den anfänglichen Stand herab. Alle Blutzuckerwerte liegen hier über der Grundlinie von 80 mg.

folgt hauptsächlich durch das vegetative Nervensystem, das aus dem sympathischen und dem parasympathischen oder Vagussystem besteht.

Das »vegetative Nervensystem« heißt so, weil die dazu gehörenden Nerven dem Einfluß unseres Willens entzogen sind; es reguliert also unwillkürlich Funktionen, wie z. B. die Verdauung,

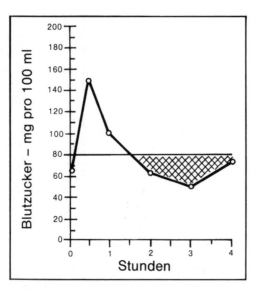

Abb. 2
Typische Form der Hypoglykämie (zu niederer Blutzuckerspiegel), entstanden nach dem Genuß von 100 g Traubenzucker.
Zu beachten ist der steile Anstieg auf 150 mg schon innerhalb $^1/_2$ Stunde, dem innerhalb von $1^1/_2$ Stunden ein jähes Absinken auf einen abnorm niedrigen Blutzuckerspiegel folgt. Der schraffierte Teil zeigt Ausdehnung und Dauer der Periode, in welcher der Blutzuckerspiegel unter der Norm bleibt.

die Darmbewegungen, den Herzschlag, die Atmung und die Körpertemperatur, aber auch die Tätigkeit der Drüsen. Die Aufgabe des »sympathischen Nervensystems« besteht unter anderem darin, den Abbau der Leberstärke mit der sich daraus ergebenden Erhöhung des Blutzucker-

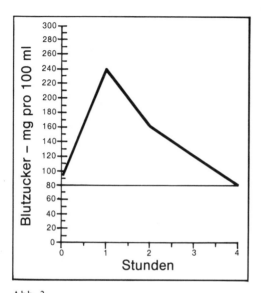

Abb. 3
Typische Form der Hyperglykämie (hoher Blutzuckerspiegel), entstanden nach dem Genuß von 100 g Traubenzucker.
Zu beachten ist der steile Anstieg auf 250 mg innerhalb einer einzigen Stunde, gefolgt von einem rapiden Abstieg während der 2. u. 3. Stunde. Personen mit dieser Kurvenform können Erscheinungen haben, die denen der Hypoglykämie (Abb. 2) ähneln; auch sie können für Kinderlähmung empfänglich sein.

spiegels zu erleichtern und zu beschleunigen; die Tätigkeit des »parasympathischen« Teiles, des Vagussystems, besteht in der Förderung des Aufbaus und der Speicherung der »Leberstärke«. – So erscheinen uns diese beiden Nervensysteme antagonistisch, also gegensätzlich wirkend; das Ergebnis ist die Höhe des Blutzuckerspiegels.

Von den Drüsen mit innerer Sekretion arbeiten für die Blutzucker-Regulierung hauptsächlich die Bauchspeicheldrüse und die Nebennieren; beide unterstehen einer bestimmten Kontrolle durch die Hirnanhangdrüse (Hypophyse).

Die Bauchspeicheldrüse (Pankreas) sondert das Hormon Insulin ab, das die Speicherung von Leberstärke bewirkt und dadurch die Entwicklung der Hyperglykämie verhindert (die Zuckerkrankheit, ein Zustand chronischer Hyperglykämie, ist durch einen dauernden Mangel an Insulin gekennzeichnet). – Die Nebennieren erzeugen das Hormon Adrenalin; es wirkt auf die Leber und unterstützt den Abbau der Leberstärke zu Traubenzucker. Es ist also unmittelbar an der Hebung eines etwas gesunkenen Blutzuckerspiegels beteiligt. Das Adrenalin arbeitet seinerseits wieder mit dem sympathischen Nervensystem zusammen. Beide haben die gleiche Wirkung, und sie bilden das »adrenal-sympathische System«.

Da die Leber als Glykogen-Speicher das Zentrum des den Blutzucker regulierenden Systems ist und da das Glykogen ein Ergebnis der Verdauung kohlenhydratreicher Nahrung ist, wird es uns klar, daß der Vorrat der Leber an Leberstärke stets von der Art der Ernährung der betreffenden Person abhängt. Dies ist für jeden Menschen von großer Bedeutung, weil jeder die Art seiner Ernährung selbst bestimmen kann.

Glykogen wird, wie oben gesagt, im nüchternen Zustande ohne Unterbrechung zu Traubenzucker abgebaut, weil dieser Zucker im gleichen Tempo aus dem Blutstrom als Energiequelle für den ganzen Körper entnommen wird; deshalb muß er ständig ersetzt werden. Der Blutzucker verbindet sich mit Sauerstoff, ein Vorgang, den wir Oxydation oder Verbrennung nennen. Die dadurch entstehende Energie brauchen die Körperzellen Tag und Nacht zur Erfüllung ihrer besonderen Aufgaben. Eine der wichtigsten dieser Aufgaben jeder Zelle ist, ihre Fähigkeit zu erhalten, mit Infektionen, also mit Bazillen, Viren usw., fertig zu werden, d. h. diese Feinde der Gesundheit zu vernichten.

Diese Zellen ruhen in ihrer Arbeit während des ganzen Lebens nicht aus, und deshalb brauchen sie die ständige Zufuhr des aus der Leberstärke entstandenen Blutzuckers. Gehirn und Rückenmark (das zentrale Nervensystem), das Herz und alle anderen Muskeln verarbeiten den Blutzucker praktisch ausschließlich zur Gewinnung von Energie bei der Ausübung ihrer Funktionen. So muß also dieser Blutzucker ohne Unterbrechung an die Zellen herangeschafft werden, damit alle Organe und Muskeln stets ausreichend mit Energie versorgt werden können. Dies kann nicht oft genug betont werden.

Dieser laufende Bedarf der Körpergewebe an Blutzucker erfordert also eine nie versagende Lieferquelle. Eine Störung in der Versorgung kann unter Umständen den Tod zur Folge haben. Setzt nämlich die Zufuhr von Blutzucker aus, dann muß der Körper sich diesen aus seinen Muskeln usw. selbst beschaffen. Das hat zur Folge, daß diese Gewebe abgebaut werden, wobei sie Spaltprodukte abgeben, die zu Leberstärke verarbeitet werden und die dann das Blut mit Zucker versorgt. Hält dieser Zustand an, dann tritt Gewichtsverlust und eventuell Abzehrung ein. In solchen Zeiten verliert der Mensch den Appetit, ist unterernährt und zehrt von seiner eigenen Substanz, nur damit der Blutzuckerspiegel auf der notwendigen Höhe gehalten werden kann.

Es ist ferner zu betonen, daß die Blutzuckerversorgung von besonderer Wichtigkeit auch für das zentrale Nervensystem ist. Schon deshalb darf die ununterbrochene Zufuhr von Blutzucker nie aufhören, und der Spiegel muß ständig auf optimaler Höhe, d. h. bei etwa 80 mg in 100 ml Blut gehalten werden. Fällt er unter 80 mg ab, so werden nicht nur die Muskeln geschwächt, sondern es wird auch das zentrale Nervensystem gestört;

es treten Anzeichen von Funktionsbehinderungen auf. Das Maß dieser Störungen hängt davon ab, wie stark der Blutzucker absinkt.

Fällt er auf 60–70 mg, dann treten für gewöhnlich nur leichtere Anzeichen auf, z. B. Kopfschmerzen, Schwäche, Muskelmüdigkeit, Hunger und Reizbarkeit, auch das Gefühl einer gewissen nervösen Unruhe.

Fällt der Blutzucker auf 60–50 mg, dann werden die Symptome ausgeprägter. Sie treten als Kopfschmerzen, Schwindel, unsicherer Gang, Ohnmacht, Schwäche, Müdigkeit, besondere Reizbarkeit, Blässe, Schwitzen, Zittern, Herzklopfen und allgemeine Nervosität auf.

Sinkt aber der Blutzucker auf 40 mg – also auf die Hälfte oder darunter –, kommt es zur Bewußtlosigkeit. Diese ist genau dieselbe, wie wir sie vom gewöhnlichen Ohnmachtsanfall her kennen, und sie ist normalerweise mit Blässe, Schweißausbruch und schwachem, aber raschem Puls verbunden. Das Wiedererwachen aus einer solchen Ohnmacht erfolgt gewöhnlich spontan; es wird durch ein Ansteigen des Blutzuckerspiegels bewirkt, das der Körper als Schutzmaßnahme gegen ein weiteres Fallen desselben sofort eingeleitet hat. Dies geschieht in der Weise, daß das abnorm niedrige Blutzuckerniveau gewisse Zentren des zentralen Nervensystems anregt und daß von diesen Impulse über das sympathische System zur Leber gehen, die einen Abbau der Leberstärke und, wie wir wissen, eine daraus folgende Vermehrung des Blutzukkers veranlassen. – Gleichzeitig reagieren auch die Nebennieren auf das ungewöhnliche Absinken des Blutzuckerspiegels: Sie schicken als Hilfstrupps erhöhte Mengen von Adrenalin in das Blut. Dieses beschleunigt gleichfalls in der Leber den Abbau der Leberstärke und die Abgabe neuer Glukose ins Blut. Durch dieses wunderbare Zusammenspiel des adrenal-sympathischen Systems wird der Blutzuckerspiegel so wirksam erhöht, daß eine fast augenblickliche Erweckung aus der Bewußtlosigkeit erfolgt. Wenn nämlich die Gehirnzellen wieder ihre normalen Blutzuckermengen erhalten, nehmen sie auch sofort wieder ihre Tätigkeit auf.

Wenn eine solche adrenal-sympathische Reaktion erfolgt, ohne daß der Vorrat an Leberstärke zureichend ist, dann ist es möglich, daß der Blutzuckerspiegel nicht auf ein normales Niveau steigen kann. Ein solcher ungenügender Vorrat an Leberstärke ist aber stets das Resultat einer falschen Ernährung.

Wer das in diesem Kapitel Gesagte verstanden hat, dem wird es nicht schwer fallen, die Kenntnis der Zusammenhänge zwischen Empfänglichkeit für Kinderlähmung und Ernährung, die im folgenden erklärt werden, zu seinem Nutzen auszuwerten.

Der Einfluß des zu niedrigen Blutzuckerspiegels auf die Empfänglichkeit für Kinderlähmung

Während meiner Forschungen beobachtete ich eine große Zahl von Patienten mit Krankheitszeichen, die von einem zu niedrigen Blutzuckerspiegel herrührten. Sie klagten über Kopfweh, Schwindelgefühl, Schwäche, Müdigkeit, Schmerzen im Unterleib, Nervosität, Herzklopfen, häufigen Schweißausbruch und gelegentliche Bewußtlosigkeit. Die meisten dieser Patienten waren unterernährt, ein Zeichen für einen zu geringen Leberstärke-Vorrat. Ihre Ernährung bestand in der Hauptsache aus billigen, nicht vollwertigen mehl- und anderen stärkehaltigen Nahrungsmitteln (siehe Abb. 2).

Ich stellte auch fest, daß diese Patienten eine geringe Widerstandskraft gegen Erkältungen, Halsschmerzen, Grippe, Bronchitis und Lungenentzündung besaßen. Als ich den Zucker- und Stärkegehalt herabsetzte, erholten sie sich beträchtlich; sie wurden kräftiger, lebhafter und beweglicher, außerdem bekamen sie nur selten eine ansteckende Krankheit.

Einige dieser Patienten hatten in ihrer Kindheit Kinderlähmung gehabt. Die Beobachtungen an diesen brachten mich nach langer Zeit auf den Verdacht, daß ihre Empfänglichkeit für Ansteckungen möglicherweise auf ihre Kost mit zu hohem Gehalt an Fabrikzucker und Auszugsmehlen zurückzuführen war. Eine schnell einsetzende und wachsende Widerstandsfähigkeit gegen Infektionen bei einer besseren Ernährung bestärkte diese meine Annahme.

Da kam ich auf die Vermutung, daß sich auch die Empfänglichkeit für Kinderlähmung auf einer ähnlichen diätetischen Grundlage erklären lassen könnte.

Insbesondere bestärkte sich in mir immer mehr der Verdacht, daß Kinder und Erwachsene an Kinderlähmung erkrankten, weil sie einen zu niedrigen Blutzuckerspiegel hatten als Folge einer Ernährung, die zu viel Fabrikzucker und Auszugsmehl enthielt. Ich schloß daraus, daß das Virus, das die Kinderlähmung verursacht, bei einer solchen Ernährung in der Lage ist, die Schutzwehren der Gewebe zu durchdringen, dann zum Gehirn und zum Rückenmark zu gelangen und schließlich in die Nervenzellen einzudringen, wo es diese beschädigen und zerstören und so die Kinderlähmung herbeizuführen vermag. So kam ich schließlich zu der Ansicht, daß, solange der Blutzucker nicht unter 80 mg fällt, es praktisch niemals zur Kinderlähmung kommen kann. Die Vermutung lag also nahe, daß während einer Kinderlähmungsepidemie nur jene Kinder und Erwachsene befallen werden, die *gerade* einen niedrigen Blutzuckerspiegel haben, daß aber diejenigen Personen *nicht* angesteckt werden, deren Blutzuckerniveau zu dieser Zeit normal ist.

Es blieb somit nur noch zu beweisen, daß ein niederer Blutzuckerspiegel tatsächlich ein Hauptgrund der Empfänglichkeit für Kinderlähmung sein kann. Wenn dem so wäre, so überlegte ich, dann müßten noch folgende Fragen beantwortet werden:

1. Welche Umstände verursachen im menschlichen Körper den niedrigen Blutzuckerspiegel?
2. Wie kann das Absinken des Blutzuckerspiegels verhütet werden?

Die Möglichkeit der Verhütung eines zu niedrigen Blutzuckerspiegels würde also zugleich die Möglichkeit bedeuten, die Erkrankung an Kinderlähmung zu verhüten.

Eine Versuchsmethode, die beweisen sollte, daß zu wenig Blutzucker eine Ursache für die Empfänglichkeit gegen Kinderlähmung ist, war schnell verfügbar.

Bis zum Jahre 1938 gab es nur ein einziges

Versuchstier, das durch Versuchsimpfungen Kinderlähmung bekommen konnte: Den Affen. Alle anderen Versuchstiere widerstanden dem Virus der Kinderlähmung. Zu diesen widerstandsfähigen Tieren gehört auch das Kaninchen.

Ohne Kenntnis der Blutzuckerskala beim Affen und beim Kaninchen vermutete man, daß der Blutzucker beim Affen niedriger ist als beim Kaninchen. Diese Vermutungen zeigten sich durch die Untersuchungen der Ärzte Dr. *Jungeblut* und Dr. *Resnick* von der Columbia-Universität als richtig. Diese Forscher untersuchten das Blutzuckerniveau des Affen, während die Ärzte Dr. *Du Vigneaud* und Dr. *Karr* von der Cornell Universität die gleichen Studien am Kaninchen machten (Abb. 4).

Beim Affen wurden Blutzuckerwerte bis zu nur 50 mg beobachtet, wogegen man beim Kaninchen niemals Werte unter 100 mg feststellte. Ich selbst erhielt bei zahlreichen Blutzuckerbestimmungen an Kaninchen gleichfalls niemals Werte unter 100 mg.

Daraus zog man den Schluß, daß die Empfänglichkeit des Affen für das Kinderlähmungsvirus darauf zurückzuführen ist, daß sein Blutzuckerspiegel zu abnorm niederen Werten abzusinken vermag. Folgerichtig steht die Widerstandskraft

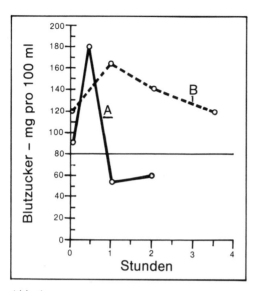

Abb. 4
Glukose-(Traubenzucker-)Toleranz-Kurve eines Affen (Kurve A nach Jungeblut und Resnick) *und eines Kaninchens* (Kurve B nach du Vigneaud und Karr).
Kurve A, Affe: Sehr beachtlich ist die große Schwankungsmöglichkeit des Blutzuckerspiegels mit einem Tiefstand von 50 mg schon innerhalb einer Stunde.
Kurve B, Kaninchen: Hier liegen alle Blutzuckerwerte weit über der normalen Grundlinie des Menschen.

des Kaninchens gegen Kinderlähmung mit der Tatsache in Verbindung, daß dessen Blutzucker niemals unter 100 mg absinkt und daß bei dieser hohen Blutzuckerkonzentration die Verbrennung des Zuckers in den Zellen des Nervensystems und anderer Organe auf einer solchen

Stufe gehalten wird, daß sie die Zellen befähigt, sich selbst erfolgreich vor dem Eindringen des Virus zu schützen.

Die Physiologen haben festgestellt, daß ein Blutzuckerspiegel von 80 mg für alle Säugetiere als Norm gilt.

Der nächste Schritt im Laufe dieser Forschungen war, den Blutzucker des Kaninchens durch Insulinspritzen künstlich unter den Normalwert zu senken und das Kaninchen dann mit Kinderlähmungsvirus zu impfen. *Dies geschah, und es zeigte sich, daß die Kaninchen tatsächlich infiziert wurden und daß sich dann auch bei ihnen die Kinderlähmung entwickelte.*

Die Einzelheiten dieser Versuche sind im Januar 1941 im *American Journal of Pathology* veröffentlicht worden. Einige der Versuchskaninchen zeigten schon 8–10 Stunden nach der Impfung mit dem Virus Anzeichen der Infektion. Auf diese kurze Inkubationsfrist beim Kaninchen muß hingewiesen werden, weil sie zeigt, in wie kurzer Zeit sich die Kinderlähmung entwickeln kann. Das ist deshalb so wichtig, weil wir später davon zu sprechen haben, daß die Kinderlähmung auch den Menschen innerhalb von 24 Stunden nach einer schweren körperlichen Überanstrengung befallen kann.

Das Kaninchen ist auch gegen das Virus der

Hundestaupe widerstandsfähig. Eines der größten Versuchslaboratorien hat mit diesem Virus Versuche angestellt, und als ich die leitenden Herren jenes Laboratoriums über meine Ergebnisse bei der Impfung von Kaninchen mit dem Kinderlähmungsvirus nach erfolgter Senkung des Blutzuckerspiegels informierte, impften sie auch Kaninchen nach der Einspritzung von Insulin mit dem Staupevirus. Bald darauf berichteten sie mir, daß sie bei diesen Kaninchen zum ersten Mal Anzeichen einer Infektion beobachtet haben.

Dieser, meine eigenen Ergebnisse bestätigende, Versuch deutet an, daß ein niederer Blutzuckerspiegel auch an der Empfänglichkeit für viele andere Ansteckungskrankheiten schuld sein kann.

Es befriedigte mich natürlich sehr, nun zu wissen, daß zu wenig Blutzucker ein Grund für die Empfänglichkeit der Affen gegen das Kinderlähmungsvirus ist, und daß Kaninchen durch Herabsetzung des Blutzuckers mit Hilfe von Insulin empfänglich gemacht werden können. Ich schloß daraus, daß die Annahme, zu wenig Blutzucker mache für Kinderlähmung empfänglich – und zwar sowohl bei Affen als auch bei Kaninchen –, ebenfalls auf den Menschen übertragen werden könnte.

So war der nächste Schritt zur Lösung des Kinderlähmungsproblems, die Ursachen für den niederen Blutzuckerspiegel beim Menschen ausfindig zu machen. Glücklicherweise war die Antwort auf diese Frage bereits zur Hand. Es war festgestellt worden, daß der Verzehr von zu viel *Fabrikzucker* und *Stärke* in Form von Auszugsmehlen, sowie von Nahrungsmitteln, die diese Stoffe enthalten, die Hauptursache für einen niedrigen Blutzuckerspiegel sind. Die Tabellen *5 und 6* zeigen deutlich, wie die Höhe des Blutzuckerspiegels durch das, was wir essen, bestimmt wird. Die graphischen Darstellungen 5 und 6 stammen von Patienten, die ich beobachten und behandeln mußte, weil sie an den Folgen eines zu niederen Blutzuckerspiegels litten.

Diese Blutzuckerprobe nennt man den *»Glukose-Toleranz-Test«;* er wird zur Feststellung eines zu hohen oder eines zu niederen Blutzuckerspiegels (Hyper- und Hypoglykämie) angewendet. Ferner kann man an den Kurven 5 und 6 feststellen, daß, wenn die Patienten eine Mahlzeit, die Fabrikzucker und Auszugsmehl enthält, zu sich nahmen, sie ebenfalls einen Zeitraum von ein bis zwei Stunden lang einen gesunkenen Blutzuckerspiegel hatten, der eine Stunde oder etwas später nach dem Genuß dieser Speisen begann. Länger anhaltend und ausgeprägter ist die

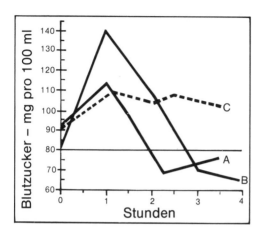

Abb. 5
Auswirkungen verschiedener Nahrungsmittel auf den Blutzuckerspiegel einer Person mit schwerer chronischer Hypoglykämie (niederer Blutzuckerspiegel).
Kurve A zeigt den Verlauf nach Genuß von 100 g Traubenzucker, Kurve B den nach einem stark kohlenhydrathaltigen Gericht, das aus 1 Orange, einer Schüssel Hafermehl (in den USA gibt es kein Vollkornhafermehl; d.Ü.) mit Rahm und Fabrikzucker, zwei weißen Buttersemmeln und einer Tasse gesüßtem Kaffee bestand.
Kurve C zeigt den Verlauf nach dem Genuß eines kohlenhydratarmen Gerichts, das aus 1 Orange, 2 Eiern, 1 Scheibe Butterbrot und 1 Glas Milch, welcher etwa 30 g Rahm zugefügt war, bestand. Nach zwei Stunden trank diese Versuchsperson ein weiteres Glas Milch.
Überzeugend ist, daß die größte blutzuckersenkende Wirkung von der *reinen Traubenzuckerlösung* hervorgerufen wird (Kurve A), durch die der Blutzuckerspiegel etwa 45 Minuten früher den Tiefstand unter der Normallinie erreicht als nach einer stark *kohlenhydrathaltigen* Mahlzeit.
Beachtlich ist, daß nach einer weniger Kohlenhydrate enthaltenden Mahlzeit der Blutzuckerspiegel sich hebt und sich auf normaler Höhe stabilisiert.
Interessant ist festzustellen, daß allein 2 Glas Milch dazu beitragen können, den Blutzuckerspiegel über der Gefahrlinie zu halten. (d. Übers.).
Alle Kurven stammen von derselben Person.

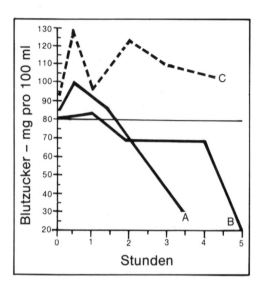

Abb. 6
Die Wirkung verschiedener Mahlzeiten auf ein und dieselbe Person mit einer chronischen Hypoglykämie, die noch schwerer ist als die in Abb. 5 dargestellte.
Kurve A zeigt den Verlauf nach Genuß von 100 g Traubenzucker. –
Kurve B die Wirkung nach einem stark kohlenhydrathaltigem Frühstück, das aus 1 Orange, einer Schüssel Haferbrei (wahrscheinlich aus nicht vollwertigem Hafer, d. Übers.) mit Rahm und Fabrikzucker, 1 Stück Kuchen und 1 Tasse gesüßtem Kaffee bestand. –
Kurve C zeigt die Wirkung einer wenig Kohlenhydrate enthaltenden Mahlzeit, zusammengesetzt aus 1 Orange, 2 Eiern, 1 Scheibe weißes Brot mit Butter und 1 Glas einer Mischung von etwa 120 g Milch und 90 g Rahm.
Ein solches Frühstück hebt und stabilisiert den Blutzuckerspiegel. –
Diese stabilisierende Wirkung ist wichtig, weil einige der Symptome eines niedrigen Blutzuckerspiegels auf sein *rapides* Absinken zurückzuführen sind, also auf die starken Schwankungen des Blutzuckerspiegels, die dem überwiegenden Genuß von *Fabrikzucker* und *Stärke* in Form von Auszugsmehlen folgen.

Kurve des niederen Blutzuckers nach dem Genuß einer Traubenzuckerlösung als nach einer einfachen kohlenhydratreichen Mahlzeit (Kartoffeln, Nudeln, Weißbrot, Kuchen usw. d. Ü.).

Es steht fest, daß diese so paradox erscheinende blutzuckersenkende Wirkung rascher eintritt bei Genuß von Fabrikzucker als nach dem Genuß von Mahlzeiten, deren Kohlenhydratanteil aus Stärke, Weißmehl, Grieß usw. besteht. Ich bekam die gleichen Resultate in Hunderten von Fällen, und andere Forscher haben ähnliche Feststellungen gemacht.

Es ist wirklich ein erstaunlicher, aber nur scheinbarer Widerspruch: Je mehr *Fabrikzucker, Stärke* in Form von Auszugsmehl und andere *Kohlenhydrate* wir zu uns nehmen, um so niedriger wird der Blutzuckerspiegel. Die Ärzte *E. P. McCullagh* und *C. R. K. Johnston* haben gezeigt, wie stark der »Glukose-Toleranz-Test« von der Ernährung beeinflußt wird.

So wurde das zweite Problem »Was kann beim Menschen den niederen Blutzuckerspiegel verursachen?« gelöst.

Das dritte Problem: Wie kann man die Entstehung eines niederen Blutzuckerspiegels verhindern?, blieb als einziges übrig, doch auch dieses war rasch gelöst.

Es wurde durch andere Forscher herausgefunden, daß eine Mahlzeit, die aus Eiweiß, Fett und Kohlenhydraten besteht, jedoch weder *reinen Zucker* noch *reine Stärke* enthält, niemals den Blutzuckerspiegel zu senken vermag, daß aber die Beigabe von *Fabrikzucker* und *Stärke* in Form von Auszugsmehl zu einer solchen Mahlzeit sofort eine Senkung des Blutzuckerspiegels zur Folge haben wird. Die grafischen Darstellungen 5 und 6 zeigen deutlich, wie der Blutzuckerspiegel auf 80 mg und höher gehalten wird, wenn eine Mahlzeit keinen *Fabrikzucker* und nur wenig oder keine *Stärke* (Auszugsmehl) enthält, während bei demselben Menschen eine Speise, die *Fabrikzucker* und *Auszugsmehl* enthält, die Senkung des Blutzuckerspiegels verursacht.

So kam ich zu einer einfachen Vorschrift zur Verhütung der Kinderlähmung: Fabrikzucker und fabrikzuckerhaltige Speisen sind in Epidemiezeiten aus der Ernährung auszuschließen, und der Verbrauch auszugsmehlhaltiger Nahrungsmittel ist einzuschränken.

Da der *Genuß* von Fabrikzucker und Stärke in Form von Auszugsmehl während einer Mahlzeit nach 1-3 Stunden einen niederen Blutzuckerspiegel zur Folge haben kann, und da andererseits die Ausschaltung von Fabrikzucker und Auszugsmehl ein Absinken des Blutzuckerspiegels verhütet, wird folgerichtig das Eindringen des Kinderlähmungsvirus in den Körper durch eine Kost, die keinen Fabrikzucker und kein Auszugsmehl enthält, verhindert.

Ein Schutz vor der Erkrankung an Kinderlähmung würde somit am gleichen Tage einsetzen, an welchem eine solche Ernährung beginnt, und dieser Schutz würde so lange dauern, wie diese Kost eingehalten wird.

Ich stellte übrigens fest, daß eine von *Fabrikzucker* und *Auszugsmehl* vollkommen freie Ernährung, die aus Eiweiß, Fett und Gemüsen besteht, jahrelang mit Vorteil und durchaus ohne jede nachteilige Wirkung durchgeführt werden kann. Es gibt keinen Anhaltspunkt dafür, daß zur Erhaltung der Gesundheit und zur Erzeugung von Energie im Körperhaushalt Fabrikzucker und Auszugsmehl *unbedingt* erforderlich sind.

Die Eskimos kommen ausschließlich mit Fleisch und Fisch gut aus, obwohl ihnen dadurch nur Eiweiß und Fett geboten werden; Kinderlähmung ist bei ihnen unbekannt. Amerikanische und europäische Forscher haben in den arktischen Regionen bis zu 18 Monaten nur von Fleisch und Fisch (allerdings in roher Form!) gelebt, und sie blieben bei dieser Ernährungsweise gesund. Der Arktisforscher *Vilhjalmur Stefansson* hat eine solche Ernährungsweise und wie es ihm dabei erging, in allen Einzelheiten geschildert. Er stellte fest, daß er sich bei dieser nur aus Eiweiß und Fett bestehenden Ernährung einer vollkommenen Gesundheit erfreut hat.

Eskimos sind für ansteckende Krankheiten, solange sie von Fleisch, Fisch und Fett in roher Form leben, nicht empfänglich. Diese Immunität schwindet jedoch, sobald sie unter den Weißen leben und sich von deren fabrikzucker- und stärkehaltiger Kost ernähren. Es ist bekannt, daß die erste Berührung des Eskimos mit der Zivilisation ihn nur solchen ansteckenden Krankheiten aussetzt, gegen welche er keine Möglichkeit hatte, sich zu immunisieren. Das Vorhandensein von *Fabrikzucker* und *Auszugsmehlen* in der Nahrung der Eskimos in den Siedlungsgebieten der Weißen ist von größerer Bedeutung, als man denkt. Ein Gesundheitsbeamter der USA, der in Alaska Dienst getan hat, gab diesem Ernährungsfaktor die Schuld für die Empfänglichkeit der Eskimos für Tuberkulose.

Die weite Verbreitung des zu niedrigen Blutzuckerspiegels

Meine persönlichen Beobachtungen, die bis zum Jahre 1937 zurückreichen, haben mich davon überzeugt, daß sowohl Kinder als auch Jugendliche und Erwachsene sehr häufig einen zu niedrigen Blutzuckerspiegel haben. Ich habe Hunderte von Glukose-Toleranz-Teste routinemäßig bei Patienten einer großen Klinik gemacht. In täglicher Praxis fand ich, daß mehr als die Hälfte der getesteten Patienten einen zu niedrigen Blutzuckerspiegel hatte. Ich fand ferner, daß eine Ernährungsform, die den Zweck hat, den Blutzuckerspiegel zu korrigieren, viele Krankheitssymptome verschwinden ließ oder dieselben wesentlich milderte. Dies traf nicht nur auf Personen zu, die tatsächlich einen zu niederen Blutzuckerspiegel hatten, sondern auch auf solche, die zur Zeit der Untersuchung einen normalen Spiegel zeigten. Ich stellte ferner fest, daß es Personen gibt, die einmal einen normalen Blutzuckerspiegel haben und bei anderer Gelegenheit mit einem zu niedrigen Spiegel kommen.

Da kam ich zu dem Schluß, daß jedermann zu einem niedrigen Blutzuckerspiegel kommen kann, wenn er zu viel Fabrikzucker und Auszugsmehle zu sich nimmt. Auch andere Forscher haben nachgewiesen, daß der Blutzuckerspiegel durch die Ernährung auf einem bestimmten Niveau gehalten werden kann.

Viele scheinbar gesunde Menschen zeigen die Symptome eines niederen Blutzuckerspiegels, ohne sich dieser Ursache bewußt zu sein. Sie klagen z. B. über ein Nachlassen der körperlichen Leistungsfähigkeit während ihrer Tagesarbeit zwischen 11 und 16 Uhr. Sie fühlen sich in dieser Zeit etwas müde, haben ein wenig Kopfweh, sind manchmal gedankenlos, auch launisch, niedergeschlagen oder reizbar. Dann verspüren sie plötzlich Hunger, besonders nach etwas Süßem »zur Anregung«. So bestellen sie sich dann vielleicht eine Tasse süßen Kaffee, Tee oder Schokolade, essen dazu Kuchen oder sonstiges süßes Gebäck und genehmigen sich hinterher vielleicht noch eine Eiscreme oder einen Schluck irgend eines Cola-Getränkes. Alle diese süßen Sachen regen natürlich schnell an, da sie den Blutzuckerspiegel rasch zum Steigen bringen.

Dieses Aufputschen des Blutzuckerspiegels hat alle Nachteile einer künstlichen Beeinflussung des Organismus bzw. der natürlichen Vorgänge im Körper. Fabrikzucker ist ein künstliches Stimulierungsmittel. Bei manchen Menschen entwickelt sich das Verlangen nach Süßigkeiten zu einer Begierde, die sich zu einer regelrechten *Sucht* auswachsen kann. *Dieses fast krankhafte Verlangen nach Süßem halte ich für nicht normal, mindestens aber für ungewöhnlich.*

In jedem Fall ist jedoch ein niedriger Blutzuckerstand anormal, und er kann verhütet werden, denn er ist im allgemeinen die Folge eines Ernährungsfehlers, nämlich des übermäßigen Verbrauchs von fabrikzucker- und stärkehaltigen Lebensmitteln. Der niedrige Blutzuckerspiegel, der sich so gegen 11 Uhr vormittags bemerkbar macht, ist die Folge eines *zucker-* und *stärkereichen* Frühstücks und jener um 16 Uhr eines ebensolchen Mittagessens. Bei einer stärker eiweißhaltigen Ernährung, die zugleich kohlenhydratarm ist, tritt weder um 11 noch um 16 Uhr eine Senkung des Blutzuckerspiegels ein, und so treten auch nicht die oben beschriebenen Erscheinungen auf. Das Verlangen nach Anregungsmitteln ist gleich Null. Auch das Zigarettenrauchen kann als Stimulierung betrachtet werden, weil das Nikotin ein sofortiges Ansteigen des Blutzuckerspiegels auf dem Umweg über die Anregung des adrenal-sympathischen Systems hervorruft. Das Ansteigen des Blutzuckerspiegels erfolgt hier auf Kosten des Vorrats an Leberglykogen.

Die körperliche und geistige Aufputschung,

die dem Genuß von Süßem folgt, läuft einer Vermehrung des Zuckers im Blut parallel; die letztere hält jedoch nur etwa 30-60 Minuten an, dann folgt ihr auf dem Fuße eine Senkung des Blutzuckerspiegels. - So schließt sich dieser bedenkliche Kreis immer von neuem!

Dieses ständige Steigen und Fallen des Blutzuckerspiegels kann, solange man wach ist, einige Male am Tage vor sich gehen. Das ist auch der Grund, weshalb viele Leute täglich 4-10 Tassen mit Fabrikzucker gesüßtem Kaffee, Tee oder Kakao trinken, oder weshalb sie in kurzen Abständen Stüßigkeiten essen oder 4-10 jener kleinen Flaschen austrinken, deren Inhalt erhebliche Mengen von Traubenzucker (Glukose) enthält, oder weshalb sie den Drang verspüren, *zwischendurch* immer wieder eine Zigarette zu rauchen. - Diese kleinen, aber bezeichnenden Süchte sind die natürliche Folge des stetigen, immer sich wiederholenden Absinkens des Blutzuckerspiegels, und das Gefühl der Befriedigung stellt sich immer von neuem mit dem Steigen des Blutzuckerspiegels ein. Es ist bezeichnend, daß z. B. nikotinfreie Zigaretten dieses Gefühl der Befriedigung nicht zu erzeugen vermögen.

Kaffee, Tee oder Kakao bringen nicht nur durch den darin gelösten Fabrikzucker den Blutzuckerspiegel zum vorübergehenden Ansteigen, sondern das in diesen Getränken enthaltene Coffein usw. regen das adrenal-sympathische System an und führen dadurch auf Kosten des in der Leber gespeicherten Glykogens eine *vorübergehende* Vermehrung des Blutzuckers herbei. – Leute, die viel rauchen, die viel Kaffee trinken und die deswegen einen schlechten Appetit haben, befinden sich in einem chronischen Zustande der Unterernährung, da sie fortwährend den Glykogen-Speicher der Leber ausräubern und es versäumen, ihn durch eine richtige Ernährung wieder aufzufüllen.

Viele Menschen sind durch diesen chronischen Mangel an Blutzucker morgens vor dem Frühstück reizbar. Manche sind so launisch, mürrisch, gereizt oder niedergeschlagen, bevor sie gefrühstückt haben, daß sie sich nichts zu sagen oder zu tun wagen, bevor sie etwas zu sich genommen haben, und sei es nur eine Tasse Kaffee mit ordentlich Fabrikzucker darin. Sie wissen es selbst, daß sie, wenn sie etwas gegessen haben, viel besser zu genießen sind.

In der Regel hat der Blutzucker seinen niedrigsten Stand am Morgen vor dem Frühstück, also wenn überhaupt nichts im Magen ist. Ich habe herausgefunden, daß es dadurch, daß man abends weniger Speisen, die Fabrikzucker und Auszugsmehle enthalten, genießt, vermieden werden kann, daß morgens der Blutzuckerspiegel zu niedrig ist (Abb. 7).

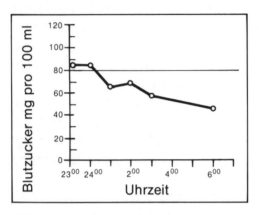

Abb. 7
Hier wird das Bild des Blutzuckerspiegels zwischen 23 Uhr und 6 Uhr früh gezeigt, und zwar eines Patienten, der zwischen 5 und 6 Uhr früh die Krankheitserscheinungen der Hypoglykämie, also des zu niedrigen Blutzuckerspiegels, zeigte. Beachtenswert ist das langsame Sinken des Blutzuckerspiegels von 85 mg um 23 Uhr bis fast 40 mg um 6 Uhr morgens. – Die Beschwerden dieses Patienten wurden durch eine Diät, die schwach kohlenhydrathaltig war, rasch behoben.

Die Auswirkungen eines zu niedrigen Blutzuckerspiegels auf das morgendliche Verhalten und auf die Stimmung nach dem Aufstehen sind wesentlich ernster, als man vielleicht anzunehmen geneigt ist. Es ist eine allgemein bekannte Tatsache, daß die meisten Menschen, die vor dem Frühstück reizbar, grämlich und zum Streiten geneigt sind, sich auffallend ändern, sobald sie etwas gegessen haben. Wohl allen Müttern ist bekannt, daß ein gereiztes, mürrisches und schreiendes Kind gewöhnlich hungrig ist. Auch die meisten Ehefrauen wissen, daß ein schlecht gelaunter Gatte ein freundlicheres Gesicht zeigt, sobald er eine gute Mahlzeit hinter sich hat. So ist es also für die Frau und für die Mutter von Vorteil zu wissen, daß der Blutzuckerspiegel von grundlegendem Einfluß auf das Verhalten von Mann und Kind ist. Wenn sie sich dessen stets bewußt ist, wird sie verständnisvoll über manche Launenhaftigkeit in der Familie vor Tisch hinwegsehen. Es können so viele häusliche Reibereien vermieden werden.

Die Staatsmänner wissen schon seit Jahrtausenden, daß ein richtig ernährtes Volk glücklich, zufrieden und leicht zu lenken ist und daß Unruhen, Gewalttaten und Rebellionen fast immer mit schlechter Ernährung und Hunger Hand in Hand gehen. Die Beständigkeit der Moral und der Führung eines Volkes ist die Summe der Beständigkeit, der Moral und der Führung seiner einzelnen Bürger. Ein richtig ernährtes Volk ist ein gesundes Volk.

Fehler und Irrtümer in der Staatsführung, aber auch in jedem Beruf, werden oft dadurch verursacht, daß die Verantwortlichen Entscheidungen dann treffen, wenn ihr Blutzuckerspiegel sie vorübergehend übelgelaunt, reizbar, niedergedrückt oder wankelmütig macht. Ich habe mich selbst aus diesem Grunde auch dazu erzogen, eine wichtige Entscheidung niemals morgens vor dem Frühstück zu treffen, da meine Gemütsverfassung dann so sein kann, daß sie in mir einen Entschluß auslösen könnte, den ich später bedauern würde. Ich verschiebe deshalb grundsätzlich jegliche Entscheidung, bis ich ordentlich gefrühstückt habe.

Es ist erstaunlich, wie sich die Einstellung einem Problem oder einer Person gegenüber nach einer guten Mahlzeit ausschließlich aus dem Grunde zu ändern vermag, weil das durch die Mahlzeit bewirkte Ansteigen des Blutzuckerspiegels das Gehirn infolge der erhöhten Zufuhr von Glukose und Sauerstoff besser funktionieren läßt. Somit haben Entscheidungen, die *nach* einem guten Essen getroffen werden, eine größere Wahrscheinlichkeit für sich, die richtigen zu sein. Erfahrene Praktiker im kaufmännischen Leben und in der Politik wissen, daß ein gut gedeckter Tisch der beste Platz ist, um das, was man sich vorgenommen hat, ohne große Mühe durchzusetzen (Abb. 7).

Ich bin etwas abgeschweift, um klar zu machen, daß vor einem Absinken des Blutzuckerspiegels niemand sicher ist, weil wir alle täglich

Lebensmittel zu uns nehmen, die Fabrikzucker und Auszugsmehle enthalten.

Ich habe mich auch davon überzeugt, daß man einen niedrigen Blutzuckerspiegel bei Kindern ebenso häufig findet wie bei Erwachsenen. Wenn aber beide, Kinder und Erwachsene, einen niedrigen Blutzuckerspiegel haben können, wie kommt es dann, daß die Kinderlähmung viel öfter die Kinder als die Erwachsenen befällt? Auch darauf gibt es eine Antwort.

Dr. *S. B. Wortis,* New York, hat festgestellt, daß das Nervenbindegewebe der jungen Menschen mehr Sauerstoff verbraucht, d. h. nötig hat, als das der Erwachsenen. Dies ist der Grund, weshalb das Nervenbindegewebe junger Menschen empfindlicher gegen das Absinken des Blutzuckerspiegels ist. Wie schon vorher erwähnt, brauchen die Nervengewebe Sauerstoff in dem Verhältnis, wie sie Glukose verbrauchen. Deshalb verwerten diese Gewebe bei einem niedrigen Blutzuckerstand weniger Sauerstoff, und sie leiden folgerichtig an Sauerstoffmangel. Die Zeiten eines niedrigen Blutzuckerspiegels sind aus diesem Grunde auch Perioden einer geringeren Sauerstoff-Utilisation (Verwertung); hier sehen wir die Ursache der erhöhten Anfälligkeit eines solchen Organismus für ansteckende Krankheiten.

Kinderlähmung kann Kinder und Erwachsene

heimsuchen, die sich scheinbar der besten Gesundheit erfreuen, also solche Menschen, die bis dahin weder über Schmerzen noch über sonstige bedenkliche Anzeichen geklagt haben, und die stets einen guten Appetit und einen gesunden Schlaf hatten. Vielleicht waren sie bis dahin tatsächlich niemals ernsthaft krank außer einem gelegentlichen Schnupfen, einer Heiserkeit oder einer Magenverstimmung.

Und doch bekommen sie die Kinderlähmung! - Weshalb? Weil auch bei diesen gesunden Menschen jederzeit der Blutzuckerspiegel unter die Norm sinken kann, sobald sie ein Übermaß an Lebensmitteln zu sich nehmen, die Fabrikzucker und Auszugsmehle enthalten. Ein solch übermäßiger Genuß von Süßigkeiten *an einem einzigen Tage,* mit oder ohne gleichzeitige körperliche Überanstrengung, kann einen vorübergehenden niedrigen Blutzuckerspiegel zur Folge haben, wodurch die Schutzkräfte geschwächt werden und es dem Kinderlähmungsvirus ermöglicht wird, zum zentralen Nervensystem vorzudringen.

Eine stabile Gesundheit ist nicht etwas Angeborenes, das als ständiges physiologisches Merkmal eines Menschen von der Wiege bis zum Grabe nicht zu erschüttern ist. - Eine gute Gesundheit ist hauptsächlich das Ergebnis der chemischen Zustände im Körper, die innerhalb enger Grenzen dauernd schwanken. Der Spielraum dieser Schwankungen steht unter verschiedenen Einflüssen, besonders unter denen der Ernährung und der jeweiligen körperlichen Betätigung. Hierbei müssen wir uns vor Augen halten, daß einer der wichtigsten chemischen Stoffe in unserem Körper der Blutzucker ist, also unsere Gesundheit wesentlich von dem Schwankungsgrad des Blutzuckerspiegels abhängt.

Wenn man regelmäßig eine angemessene, in Quantität und Qualität richtige Ernährung einhalten, sich geistig und körperlich normal betätigen und sich Zeit zum Ausruhen und Schlafen nehmen kann, kann man, das steht fest, einer dauernden guten Gesundheit sicher sein. Manche Menschen scheinen eine bessere Konstitution zu haben und robuster zu sein als andere, doch das scheint nur so. Gesunde und robuste Leute können nämlich sehr schnell erkranken, wenn sie geistig und körperlich überfordert werden und wenn sie sich gleichzeitig falsch ernähren.

Manche Forscher haben festgestellt, daß die Kinderlähmung häufig solche Kinder und Erwachsene befällt, die für ihr Alter zu groß oder zu schwer sind. Dazu kann ich sagen, daß diese zuviel Fabrikzucker und Auszugsmehle essen und daß der Überschuß dann im Körper in Form von Fett abgelagert wird. Diese Menschen haben oft ein unmäßiges Verlangen nach Süßigkeiten, Puddings, Weißmehlgebäcken usw. Ein solcher übermäßiger Genuß wird zur Ursache eines zu niedrigen Blutzuckerspiegels und damit auch zur Anfälligkeit für die Kinderlähmung.

Ich habe häufig Gelegenheit gehabt, Erwachsene zu beobachten und zu behandeln, die sich über Zustände beklagten, die alle auf einen chronisch niedrigen Blutzuckerstand zurückzuführen waren, was ich stets mittels des Glukose-Toleranz-Testes festgestellt habe (s. S. 34 u. 53). Daß ihre Klagen und Zustände tatsächlich die Folgen eines zu niedrigen Blutzuckerspiegels waren, ergab sich aus der Tatsache, daß sie sich alsbald nach Ausschaltung oder drastischer Beschneidung des Konsums von Fabrikzucker und Auszugsmehlen wieder wohlfühlten.

Ich werde jetzt einige Krankengeschichten von Jugendlichen mit chronisch niedrigem Blutzuckerspiegel berichten, die ich persönlich beobachtet und behandelt habe. Dadurch wird dem Leser eine Vorstellung von den zahlreichen und verschiedenartigen Beschwerden vermittelt, die solche Patienten haben. Es sei hervorgehoben, daß derartige Fälle keinesfalls selten sind; in Kliniken kommen sie sogar häufig vor.

Bei jedem Fall werde ich das Ergebnis des Glukose-Toleranz-Testes angeben. Bei diesem Test trinkt der Patient morgens nüchtern eine Lösung von 50 g Traubenzucker in Wasser. Unmittelbar vorher wird eine Blutzucker-Probe gemacht. Alsdann wird der Blutzucker eine halbe, eine, zwei, drei und manchmal sogar vier Stunden, nachdem die Lösung getrunken wurde, gemessen. Uns interessiert dabei, daß der Blutzuckergehalt in jedem Falle eine Zeitlang während des Testes ziemlich weit *unter* der Normalgrenze von 80 mg blieb. Die Dauer dieses niedrigen Blutzuckerspiegels war bei jeder Versuchsperson verschieden, doch sie hielt sich in jedem Falle ziemlich lange auf diesem niedrigen Niveau.

Fall Nr. 1: J. D., männlich, 13 Jahre alt, wurde von seiner Mutter gebracht, die darüber klagte, daß der Junge teilnahmslos sei, keine Lust zeige, mit anderen Jungen zu spielen oder seine Hausaufgaben zu machen; am liebsten möchte er sich immer ausruhen. Es sei für sie schwer, ihren Sohn morgens wach zu bekommen. Vor einem Jahr habe er in der Kirche einen Ohnmachtsanfall gehabt. – Die Untersuchung des Knaben ergab ein mäßiges Untergewicht, aber sonst keine Zeichen, die auf eine Krankheit schließen lassen würden. Er bekam eine einigermaßen richtige Kost, und diese enthielt nur die durchschnittlichen Mengen von Fabrikzucker und Auszugsmehl. – Der Traubenzucker-Toleranztest ergab: Blutzucker nüchtern 78 mg, eine halbe Stunde nach dem Einnehmen der Zuckerlösung 115 mg, eine Stunde später nur 55 mg, nach zwei Stunden 46 mg und nach 3 Stunden 58 mg. – Durch eine der Mutter empfohlene Kost mit stark gedrosseltem Verzehr von Fabrikzucker und Auszugsmehlen fühlte sich der Patient schon nach wenigen Wochen wohler.

Erläuterung: Dieser Fall kann als ein ernstes Beispiel eines chronischen Blutzuckermangels bewertet werden. – Wahrscheinlich war damals, als der Junge seinen Ohnmachtsanfall bekam, der Blutzuckerspiegel noch tiefer abgesunken als auf 46 mg, wie nach einer Frist von zwei Stunden in dem Test.

Fall Nr. 2: A. Z., männlich, 12 Jahre alt, kam in die Sprechstunde, weil er monatelang Magen- und Darmknurren hatte, das sehr unangenehm war. Dieses Knurren begann nach dem Aufstehen vor dem Frühstück, und es verschwand gleich nachdem er etwas gegessen hatte. Dann wiederholte es sich schon 15 Minuten später und quälte ihn in der Schule, bis er nach Hause kam und zu Mittag gegessen hatte. Nach Tisch, schon auf dem Weg zur Schule, kam das Magenknurren wieder, und es dauerte bis 15 Uhr, weil er dann ein Glas Milch trank, das ihn sofort davon befreite. Bald aber ging es schon wieder los und dauerte bis zum Abendbrot, nachdem es gleich wieder verschwand, um jedoch bald wiederzukehren und bis zum Einschlafen anzudauern. Der Schlaf war fest. Die ärztliche Untersuchung ergab keinerlei Zeichen irgendwelcher organischer Fehler. Er hatte auch kein Untergewicht. Seine Ernährungsweise war jedoch durch einen Überschuß an fabrikzucker- und auszugsmehlhaltigen Speisen gekennzeichnet.

Die Glukose-Toleranzprobe ergab: Nüchtern 60 mg (also viel zu niedrig), eine halbe Stunde nach dem Trinken der Traubenzuckerlösung 100 mg, eine Stunde später 55 mg, nach zwei Stunden 50 mg und schließlich nach drei Stunden 60 mg.

Dieser Junge wurde auf eine Kost aus weniger Kohlenhydraten umgestellt und alsbald von seinen Beschwerden befreit.

Erläuterung: Dieser Fall zeigt deutlich die stets auftretenden Symptome eines zu niedrigen Blutzuckerspiegels, nämlich anormale Zusammenziehungen der Magen- und Darmmuskulatur. Vergessen wir nicht, daß sich dieses Knurren stets *vor* den Mahlzeiten einstellte, also wenn der Blutzucker niedrig war, und daß es unmittelbar nach einer wenn noch so kleinen Mahlzeit infolge des Ansteigens des Blutzuckerspiegels verschwand. Eine viertel bis halbe Stunde nach dem Essen sank der Blutzuckerspiegel wieder ab. Damit begann auch wieder das Magen- und Darmknurren, das in jedem Falle solange dauerte, bis der Spiegel wieder stieg. – Bei heftigen Leibschmerzen dieser Art ist der Spiegel für gewöhnlich noch niedriger, und er verursacht noch stärkere Zusammenziehungen der Magen- und Darmmuskulatur.

Es ist lehrreich, hier einmal abzuschweifen und über den *Mechanismus* des normalen Hungergefühls etwas zu sagen, weil ja jene Beschwerden, das Knurren im Bauch und die Unterleibsschmerzen, in Wirklichkeit ein Phänomen darstellen, das von einem abnorm gestärkten Hungergefühl herrührt. – Bei einem Menschen mit normalem Blutzuckerspiegel und einer normalen Traubenzucker-Toleranzkurve steigt der Spiegel eine halbe Stunde nach der Traubenzuckergabe auf ungefähr 100 mg, nach einer Stunde auf 120 mg, nach zwei Stunden auf 140 mg, um dann *allmählich* (also nicht sturzhaft) auf das anfängliche Nüchternheits-Niveau wieder abzugleiten (Abb. 1). – Das einzige Gefühl, welches sich während dieses normalen Absinkens zeigt, ist das des gewöhnlichen Hungers. – Das Fallen des Blutzuckerspiegels regt nämlich im Gehirn gewisse Zentren an, die die Zusammenziehung der Magen- und Darmmuskulatur kontrollieren. Wir haben hier das deutliche Bild eines automatischen Mechanismus, der den Organismus verständigt, daß es Zeit zum Essen ist. Ein *normaler* Hunger hängt also von einem *allmählichen* Absinken des Blutzuckerspiegels innerhalb des normalen Spielraumes ab. – *Abnormer* Hunger und die damit verbundenen stechenden Schmerzen entstehen durch zu starke Zusammenziehungen der Magenmuskulatur, die, wie oben gezeigt, von einem zu sturzhaften Absinken des Blutzuckerspiegels herrühren, besonders wenn damit ein ungewöhnlich tiefer Stand des Spiegels erreicht wird. Aber nicht nur der Magen wird zu starken bis zu krampfartigen Muskelzusammenziehungen durch den abnorm niedrigen Blutzuckerspiegel angeregt, sondern auch der Zwölffingerdarm und besonders der Dickdarm.

Somit war also das Knurren im Fall 2 tatsächlich die abnorme Verstärkung einer an sich normalen physiologischen Funktion, nämlich des Hungermechanismus.

Fall Nr. 3: F. M., männlich, 13 Jahre alt, wurde der Klinik von einem Schularzt überwiesen, weil er nicht zunahm, häufig an Kopfweh litt, unruhig und nervös war und kein Sitzfleisch im Unterricht hatte. Auch er hatte in unregelmäßigen Abständen Anfälle von Unterleibsschmerzen, die etwa 15 Minuten vor den Mahlzeiten so stark ausarteten, daß er sich krümmte. Dabei hatte er keinerlei Anzeichen von Übelkeit, Brechreiz oder Fieber. Schon bei normalen Leistungen ermüdete er rasch, und seine Mutter gab an, daß der Junge im Alter von 9 Jahren einen nervösen Zusammenbruch hatte. – Es handelt sich um einen schmächtigen, blassen Buben ohne sonstige Krankheitszeichen. Seine Ernährung war reich an Fabrikzucker und Auszugsmehlprodukten.

Der Toleranztest zeigte: Nüchtern nur 65 mg, eine halbe Stunde nach der Traubenzuckergabe 75 mg, zwei Stunden später 55 mg und nach drei Stunden sogar nur 50 mg Traubenzucker in 100 g Blut. – Auf eine Ernährungsumstellung reagierte der Patient sofort positiv. Schon nach einer Woche war er ganz frei von Nervosität und Unterleibsschmerzen, und bereits nach einigen Monaten nahm er an Gewicht zu.

Erläuterung: Die Beschwerden dieses jungen Patienten waren in der Hauptsache nervalen Ursprungs. Das war zu erwarten, weil das Nervensystem besonders bei Jugendlichen gegen einen zu niedrigen Blutzuckerspiegel sehr empfindlich ist. Natürlich war die Tatsache, daß die Anfälle von Unterleibsschmerzen stets *vor* den Mahlzeiten auftraten, ein Hinweis darauf, daß sie wahrscheinlich auf Perioden zu niedrigen Blutzuckerspiegels zurückzuführen sind. – Sein positives Reagieren auf eine Ernährungsumstellung wie oben bestätigen diese Vermutung.

Fall Nr. 4: B. P., männlich, 14 Jahre alt. Dieser Junge wurde von seiner Mutter zu mir gebracht, weil er an Nervosität, Schwindelanfällen, häufigem Kopfweh, Nachtschweiß und nach einem anstrengenden Lauf beim Sport an Leibschmerzen (die Jungen nennen es *Seitenstechen)* litt. Er bekam auch plötzlich kalte und blaue Hände und Unterarme, aber dies nicht nur bei kaltem, sondern auch bei wärmerem Wetter. Die Mutter erzählte ferner, daß ihr Junge mürrisch sei und leicht zornig werde. Ferner habe er das Bedürfnis *andauernd zu essen,* besonders süße Sachen. – Da die Familie arm war, bestand die Ernährung vornehmlich aus den billigeren stärkehaltigen Nahrungsmitteln, wie Nudeln, Aufläufen und Puddings. Er pflegte Unmengen von Fabrikzucker zu verzehren. – Die Untersuchung zeigte einen nervösen, lebhaften, ruhelosen und mageren Knaben. Irgendwelche Anzeichen organischer Erkrankung waren auch hier nicht vorhanden.

Die Traubenzucker-Toleranzprobe zeigte folgendes Bild: Nüchtern 75 mg, eine halbe Stunde nach der Traubenzuckergabe 100 mg, eine Stunde später 90 mg und nach zwei und drei Stunden 60 mg Zucker in 100 g Blut. – Der Zustand dieses

Jungen besserte sich beträchtlich durch eine zielbewußte Einschränkung des Fabrikzucker- und Auszugsmehlverbrauchs.

Erläuterung: Dieser Fall zeigt deutlich, daß ein anormales Bedürfnis nach Süßigkeiten, Weißbrot, Puddings usw. dann eintritt, wenn ein zu niedriger Blutzuckerspiegel zum Dauerzustand wurde. Dieser war wie in den oben beschriebenen Fällen gleichfalls die Ursache für das krampfhafte Magen- und Darmknurren, das folgerichtig ein zu häufiges Hungergefühl verursachte. Obwohl dieser Junge Süßigkeiten im Übermaß konsumierte, hatte er kein Übergewicht. (In anderen Fällen, die gleichzeitig eine gestörte Funktion der Schilddrüse, der Hirnanhangdrüse, d. h. der Hypophyse und der Bauchspeicheldrüse als Ursache haben, kann ein solcher übermäßiger Genuß von Nahrungsmitteln, die Fabrikzucker und Auszugsmehle enthalten, zur Fettleibigkeit führen). – Wie schon oben festgestellt, ist Reizbarkeit manchmal ein Zeichen eines zu niedrigen Blutzuckerspiegels.

Fall Nr. 5: J. S., männlich, 11 Jahre alt. Er wurde von seiner Mutter in die Klinik gebracht, weil er mager, übertrieben lebhaft und ein schlechter Esser war. Auch er bekam hin und wieder kalte und klamme Finger. Gelegentlich fröstelte es ihn nach dem Essen. Bei sportlichen Anstrengungen bekam auch er Schmerzen im Unterleib und in der Magengegend. Ferner wurde ihm schwindlig, wenn er sich vom Liegen erhob. – Die ärztliche Untersuchung stellte einen aufgeweckten, intelligenten, aber mageren Patienten ohne besondere Krankheitsanzeichen dar. – Zuckertoleranzprobe: Nüchtern 80 mg, eine halbe Stunde nach der Traubenzuckergabe gleichfalls 80 mg, eine Stunde später 95 mg, nach zwei Stunden 75 mg und nach drei Stunden nur 55 mg. – Nach Übergang zu einer eiweißreicheren, kohlenhydratärmeren Ernährung wurde er rasch von den Leibkrämpfen befreit, und auch seine nervösen Beschwerden besserten sich.

Die Gamma-Glukose,
ein hochaktiver, endogener Traubenzucker

Einfacher Traubenzucker besteht aus den zwei chemischen Formen Alpha- und Beta-Glukose. Diese Glukose-Mischung wird vom Rohrzucker abgeleitet, der unser allgemeiner Verbrauchszucker ist, und von dem Zucker, der in den Früchten vorkommt.

Die Gamma-Glukose ist so labil (unbeständig), daß sie noch nie im Reagenzglas rein dargestellt und als solche identifiziert werden konnte.

Der Beweis für ihre Existenz ist jedoch, wenn auch indirekt, überzeugend. Viele chemische und physiologische Autoritäten glauben, daß die Gamma-Glukose existiert, weil sie es ihnen ermöglicht, gewisse Phänomene zu erklären, die sonst im dunkeln liegen. (Ähnlich wie bei der Kernphysik, in der der Glaube an die Existenz von Protonen, Elektronen und Mesonen den Physikern hilft, viele unerklärliche Erscheinungen zu erklären.)

Gamma-Glukose wird für labil, höchst aktiv und sich schnell mit dem Sauerstoff der Luft verbindend gehalten. Es ist sehr wahrscheinlich, daß die Körperzellen unter Ausschluß der

Alpha-Beta-Glukose die Gamma-Glukose bei dem Vorgang der Oxydation bevorzugen. Dr. *Shaffer,* eine Autorität auf diesem Gebiet, hat in einer Übersicht über die Literatur der Gamma-Glukose festgestellt, die Hypothese, daß die Alpha-Beta-Glukose unter der Einwirkung von Insulin in Gamma-Glukose umgewandelt wird, erscheine fesselnd. Auf Grund des Inhalts dieser Übersicht und bei dem gegenwärtigen Stande der Forschung genügt es anzunehmen, daß Alpha-Beta-Glukose (Traubenzucker) in der Leber unter der Einwirkung von Insulin in Glykogen (Leberstärke) verwandelt wird und daß dann dieses Glykogen zu Gamma-Glukose abgebaut und dann ins Blut abgegeben wird.

Wenn jemand von Fleisch und Fisch allein lebt, wie z. B. die Eskimos und die Forscher in der Arktis, dann lebt er von Eiweiß und Fett. Dennoch wird Glykogen, also Leberstärke, in normalen Mengen in der Leber gespeichert, und es bleibt dadurch das Niveau des Blutzuckerspiegels ständig normal. Wir fragen uns natürlich, woher bei einer solchen Ernährung Leberstärke und Traubenzucker kommen. Sie werden aus dem Eiweiß und dem Fett gewonnen (Abb. 8). 58 % Eiweiß und 10 % Fett können von unserem Körper in Leberstärke, schließlich in Traubenzucker, umgewandelt werden. Hierzu möchte ich betonen, daß bei einer solchen kohlenhydratfreien Ernährung der Blutzucker als ausschließlich in der Gamma-Form vorhanden bezeichnet werden kann. Der Blutzucker wird also in diesem Falle ausschließlich in unserem Organismus produziert, und er kann deshalb als *endogene Glukose* bezeichnet werden, dies im Gegensatz zu der *exogenen* Alpha-Beta-Glukose, die dem Körper von außen her durch die Nahrung, die wir essen, und durch die Getränke, die wir trinken, zugeführt wird. In diesem Zusammenhang erscheint es begreiflich, den endogenen Traubenzucker anders zu beurteilen als exogene Zuckerarten. Durch meine Beobachtungen wurde ich gezwungen, den Schluß zu ziehen, daß die Alpha-Beta-Glukose, also der exogene Trauben- und Rohrzucker, als körperfremde Zuckerarten anzusehen sind.

Es gibt dafür ausreichende Beweise auf Grund von Ergebnissen der beiden führenden Stoffwechselforscher *Benedict* und *Carpenter*. Diese errechneten das Minimalbedürfnis normaler Menschen an Sauerstoff und maßen dann den Sauerstoffverbrauch dieser Versuchsperson nach Verabreichung von Fabrikzucker, Stärke, Eiweiß und Fett, einzeln und kombiniert.

Nach einer *Eiweißmahlzeit* wurde stets eine sehr deutlich feststellbare und auffallende Zu-

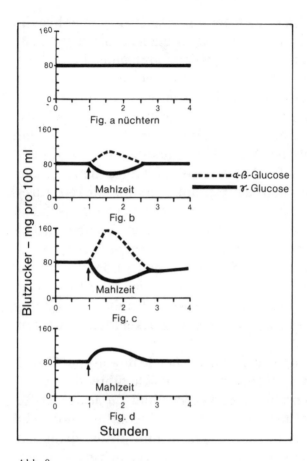

Abb. 8
Fig. a. Im Zustande der Nüchternheit wird der Blutzucker durch den Abbau des Glykogens (Leberstärke) erzeugt. Man darf sagen, daß in diesem Falle der Blutzucker aus der endogenen (vom Organismus selbst erzeugten) Form der Gamma-Glukose besteht.
Fig. b. Als Folge des Genusses einer mäßigen Menge exogener Alpha-Beta-Glukose (Traubenzucker) steigt der Blutzuckerspiegel

und der gesamte Blutzuckerwert setzt sich dann aus der Summe der Gamma-Glukose plus der Alpha-Beta-Glukose zusammen. Die Anwesenheit exogener Alpha-Beta-Glukose verhindert jedoch den weiteren Ausstoß endogener Gamma-Glukose aus der Leber; die Gesamtmenge derselben im Blut fällt also, wie es in dem Verlauf der dicken Linie dargestellt ist. Die Folge davon kann eine Verminderung der Sauerstoffverwertung im ganzen Körper trotz des Ansteigens des Blutzuckerspiegels sein.
Fig. c. Als Folge des Genusses einer größeren Menge exogener Alpha-Beta-Glukose (Traubenzucker) steigt der Blutzuckerspiegel bis zu einem hohen Wert an und der Ausstoß der Leber von endogener Gamma-Glukose wird entsprechend gedrosselt. Unter solchen Umständen kann eine Versuchsperson hypoglykämische Symptome zeigen, selbst wenn der Blutzuckerspiegel offensichtlich gestiegen ist. Die Erzeugung der Gamma-Glukose durch die Leber bleibt dann für etwa 1 bis 3 Stunden unter der Norm. Eine solche Mahlzeit kann zu einer Verschlechterung der Sauerstoffverwertung im gesamten Organismus führen.
Fig. d. Der Verzehr von eiweiß- und fetthaltigen Lebensmitteln hat dagegen nur ein allmähliches Ansteigen des Blutzuckerspiegels zur Folge. Da eine solche Mahlzeit weder Zucker noch Stärke enthält, ist auch keine (exogene) Alpha-Beta-Glukose vorhanden, die den Ausstoß endogener Gamma-Glukose durch die Leber verhindern könnte. Der Blutzucker wird in diesem Falle ausschließlich aus der endogenen Form der Gamma-Glukose bestehen. – Eine Mahlzeit, die aus Eiweiß, Fett und solchen kohlenhydrathaltigen Lebensmitteln besteht, die weder Fabrikzucker noch Stärke in Form von Auszugsmehl enthalten, wird also zu einem *gemäßigten* Ansteigen des Blutzuckerspiegels führen, das kein Hindernis für den Ausstoß von Gamma-Glukose aus der Leber ist. – Eine Ernährung in dieser Form wird ein Ansteigen der Sauerstoffverwertung im gesamten Organismus zur Folge haben.

nahme der Sauerstoff-Utilisation beobachtet*, ein Phänomen, das man die *spezifisch-dynamische Tätigkeit* des Eiweißes nennt und die man für äußerst nützlich für den Ablauf der Körperfunktionen hält. – Nach einem *Fettgericht* trat nur

---

* Unter Sauerstoff-Utilisation versteht man die tatsächliche Verwertung des Sauerstoffs für die sogenannte Zellatmung (d.Ü.).

eine leichte oder überhaupt keine Vermehrung der Sauerstoff-Utilisation ein. – Nach *Fabrikzukker* und *Stärke* (Auszugsmehlen) fanden Benedict und Carpenter bei einigen Versuchen nur eine geringfügige Utilisation unmittelbar nach dem Verzehr dieser Kohlenhydrate –; bald darauf sank die Sauerstoffverwertung der Zellen wieder ab. Bei anderen Versuchspersonen beobachteten sie sogar ein ständiges Schwächerwerden der Sauerstoff-Utilisation, ohne daß vorher ein Anstieg zu messen war. Benedict und Carpenter waren unfähig, diese geringer werdende Sauerstoff-Utilisation nach Fabrikzucker und Stärke zu erklären. Sie waren lediglich auf das höchste überrascht, zu entdecken, daß diese Kohlenhydrate in der Lage waren, tatsächlich ein Herabsetzen der gesamten Sauerstoff-Utilisation im Körper zu verursachen, und zwar unter die Grenze des Mindestbedarfs.

Benedict und Carpenter berichten über Einzelheiten ihrer Versuche und deren Ergebnisse u. a. wie folgt: Man ließ eine Versuchsperson 400 g (413 Kalorien) Bananen essen. Während der ersten Stunde nahm die Sauerstoff-Utilisation um 5,5 g zu. Nach der zweiten, dritten und vierten Stunde sank die Utilisation unter den Mindestbedarf dieser Person. – Man bedenke, daß Bananen viel Zucker und Stärke enthalten. –

Die gleiche Person bekam später 217 g Beefsteak (451 Kalorien)*, das aus Eiweiß und Fett besteht. Nach dieser Mahlzeit stieg während der ganzen vier Stunden der Versuchszeit die Sauerstoffverwertung an, und zwar um 17,5 g im Verhältnis zu einer Gesamtzunahme von nur 1,5 g nach dem Bananengericht.

Bei größeren Mahlzeiten wurden diese Ergebnisse noch erstaunlicher. So fiel z. B. die Sauerstoffverwertung nach dem Genuß einer Fabrikzuckermischung im Werte von 1382 Kalorien innerhalb von acht Stunden um 11 g, ohne daß anfänglich eine Steigerung bemerkbar war. Man kann dazu ruhig sagen, daß diese Versuchsperson 11 g Sauerstoff mehr verbraucht hätte, wenn sie innerhalb dieser acht Stunden überhaupt nichts gegessen hätte. – Im Gegensatz dazu gab die gleiche Versuchsperson nach dem Genuß von 1305 Kalorien in Form von Beefsteak innerhalb derselben Achtstundenperiode 40 g mehr Sauerstoff an die Zellen ab.

Nun erhebt sich die Frage, weshalb der Genuß von Fabrikzucker und Stärke in Form von Auszugsmehl negativ auf die Sauerstoff-Utilisation einwirkt.

---

* Das Eiweiß braucht durchaus nicht in Form von Fleisch genossen werden. So würden z. B., auf den Tag verteilt, 200 g Quark, 15 g Olivenöl und 50 g Käse den gleichen Effekt erzielen (d.Ü.).

Es gibt da zwei Möglichkeiten: Einmal durch das Sinken des Blutzuckerspiegels und das andere mal durch eine Verminderung des Abflusses von Gamma-Glukose aus der Leber in das Blut.
Bei der Gelegenheit solcher Feststellungen soll man sich immer von neuem vor Augen halten, daß der Genuß von Fabrikzucker und Stärke schon etwa eine Stunde nach dem Genuß den Blutzuckerspiegel zu senken vermag und daß erst nach zwei bis drei Stunden der Spiegel wieder zu steigen pflegt. Ferner dürfen wir nicht vergessen, daß genau während *dieser* Zeit weniger Traubenzucker zu den Körperzellen gelangt, was wiederum mit einer rückgängigen Oxydation desselben gleichläuft. So lange wir uns also vor Augen halten, daß die Zellen Sauerstoff im gleichen Verhältnis verwerten wie sie Traubenzucker verbrauchen, dann sind wir auf dem richtigen Wege zum Verständnis dieser etwas kompliziert erscheinenden Vorgänge. – Die natürliche Folge ist außerdem, daß während der Zeit des verminderten Verbrauchs von Traubenzucker und Sauerstoff im Körper weniger Wärme erzeugt wird; hier liegt die Ursache dafür, daß Leute mit einem zu niedrigen Blutzuckerspiegel oft zu frieren pflegen, auch wenn es nicht kalt ist. Hierbei sei auch an die niedrige Körpertemperatur erinnert, die bei den Kindern festzustellen war, welche von

ihren Eltern zur Untersuchung in die Klinik gebracht wurden (siehe S. 59–61). Diese Menschen sind eben gegen kühleres Wetter anfällig.

Der zweite Wirkungsmechanismus, durch den beim Verzehr von zuviel reinem Zucker und Stärke die Sauerstoffverwertung vermindert werden kann, hängt mit der Theorie der Gamma-Glukose zusammen. Wenn man nüchtern ist, also nichts im Magen hat, liefert die Leber fast den gesamten Bedarf an Blutzucker durch die Abgabe von Leberstärke, und man darf annehmen, daß der aus der Leberstärke entstehende Traubenzucker in der besonders leicht oxydierbaren Gammaform vorliegt. Nun haben aber Dr. *Soskin* und seine Mitarbeiter gefunden, daß, wenn man z. B. gewöhnliche Alpha-Beta-Glukose in die Blutbahn eines Hundes einspritzt, der Traubenzuckerstrom aus dem Reservoir der Leber abnimmt und daß, je größer die eingespritzte Zuckermenge ist, umso weniger Traubenzucker aus der Leber abgegeben wird. Diese Tatsache hat ihre Ursache darin, daß die Leber keinen Grund hat, endogene Glukose abzugeben, solange exogene Glukose dem Körper von außen zugeführt wird. Diese Einspritzungen erhöhen den Blutzuckerspiegel und die Leber reagiert darauf unmittelbar, indem sie selbst keinen Zucker mehr an das Blut abgibt. Trotzdem kann die Sauerstoff-Utilisation der Zellen abnehmen, und zwar mit größter Wahrscheinlichkeit deshalb, weil die Leber wenig oder gar keine Gamma-Glukose abgibt, die nach unserer Theorie den größten Anteil an der Sauerstoff-Utilisation der Zellen hat.

Der künstliche Zufluß der Alpha-Beta-Glukose in das Blut verdrängt also die Gamma-Glukose aus der Blutzirkulation genauso, wie schlechtes Geld das gute aus dem Kreislauf der Wirtschaft zu verdrängen vermag. – Die Sauerstoffverwertung der Zellen leidet also im Verhältnis zur Verminderung der Versorgung mit Gamma-Glukose. Dieser Begriff von der Wirkung der Gamma-Glukose gibt uns die Erklärung dafür, warum Benedict und Carpenter nach einer kleinen Zuckergabe ein mäßiges, nach einer großen jedoch ein starkes Absinken der Sauerstoffverwertung beobachteten. Nach einer reinen Eiweiß- und Fettmahlzeit ohne Zufuhr exogener Zuckerarten gibt es auch keine verdrängende und für die Sauerstoffverwertung so wichtige Wirkung der Gamma-Glukose. – Die bemerkenswerte Steigerung der Sauerstoff-Utilisation nach dem Genuß eiweißreicher Lebensmittel läßt sich leicht aus der Oxydation der Abbaustoffe erklären, die durch die Verdauung von Eiweiß und Fett entstehen.

Zusammenfassend darf gesagt werden, daß künstlicher Zucker und Stärke in Form von Auszugsmehlen durch die Herbeiführung eines zu niedrigen Blutzuckerspiegels und durch die Verdrängung der Gamma-Glukose die Sauerstoffverwertung zu beeinträchtigen vermag. Es gibt Fälle, wo nur der eine dieser beiden Wirkungsmechanismen und solche, in denen beide zusammenarbeiten. Im letzteren Falle wird die verringerte Sauerstoffzufuhr größer sein als im ersteren und dieser Sauerstoffmangel kann so groß werden und sich so lange hinziehen, daß die Empfänglichkeit für Infektionen plötzlich da ist.

Der Leser möge sich diese Theorie über die Bedeutung der Gamma-Glukose besonders einprägen. Sie ist als *natürlicher Zucker* anzusehen, der von den Körperzellen zur Erzeugung von Energie und Wärme bevorzugt wird, weil er wesentlich schneller oxydiert und dadurch naturgemäß schnell Energie frei macht. – Dagegen wird Alpha-Beta-Glukose als *Fremdzucker* zu betrachten und im gewissen Sinne als künstlicher Energiespender anzusehen sein. Selbstverständlich kann dieser Fremdzucker gleichfalls direkt oxydieren, doch nicht ebenso wirksam und nicht ebenso schnell wie der natürliche Zucker der Gamma-Glukose. – So sollte man sich stets vor Augen halten, daß der Genuß von Fabrikzucker und Auszugsmehlen (Stärke) und die dadurch erfolgende Freigabe von Alpha-Beta-Glukose nach der Verdauung dieser Kohlenhydrate eine *senkende* Wirkung auf die Menge der vom Organismus bevorzugten Gamma-Glukose ausübt.

Die wissenschaftlichen Erkenntnisse auf den Gebieten der Medizin und der Physiologie befinden sich in einem Zustand ständiger Wandlung. Neue Erkenntnisse öffnen immer neue Türen und bestätigen oder ändern frühere Ansichten. Im Lichte unseres gegenwärtigen Wissens ist die Theorie von der Gamma-Glukose, wie sie hier dargelegt wurde, im Grunde richtig, durch bestätigende Zahlen verbürgt. Sie erklärt uns Erscheinungen, die uns andernfalls nur verwirren würden. – Ohne Rücksicht darauf, ob diese Deutung richtig ist oder nicht, bleibt die Tatsache bestehen, daß Auszugsmehle und Fabrikzucker in unserer Nahrung die gesamte Sauerstoff-Utilisation unseres Körpers negativ beeinflussen, daß also dadurch der den Blutzuckerspiegel regulierende Organismus in seinem normalen Ablauf gestört wird. So entsteht folgerichtig jener Zustand des Sauerstoffmangels, der für die Anfälligkeit des Organismus gegenüber Infekionen verantwortlich ist.

Die Bedeutung
des zu hohen Blutzuckerspiegels

Es gibt Menschen, die bei dem vorhin erwähnten Glukose-Toleranz-Test (s. S. 36 u. 57) einen hohen Blutzuckerspiegel aufzeigen. Diese können ähnliche Anzeichen haben wie Menschen, die bei jenem Test einen zu niedrigen Blutzuckerspiegel vorweisen. Es ist unmöglich, diese beiden Personengruppen außer durch diesen Test zu unterscheiden. Personen mit vermehrtem Blutzucker, also die erste Gruppe, stellen leichte Fälle von Zuckerkrankheit (Diabetes) dar, und es kann bei ihnen vorkommen, daß ihr Urin Zucker hat, nachdem sie eine Mahlzeit mit Fabrikzucker und Auszugsmehlen eingenommen haben. Dies braucht nicht immer der Fall zu sein. Im übrigen kann der Zucker aus dem Urin schon über Nacht wieder verschwunden sein: Voll entwickelte Diabetesfälle haben Zucker zu *allen* Zeiten im Urin. Die Patienten mit leicht erhöhtem Blutzuckerspiegel können ohne Schwierigkeiten ausschließlich durch eine kohlenhydratarme Diät unter Kontrolle gehalten werden. Bei dieser Ernährungsweise haben sie stets einen normalen

Blutzuckerspiegel, ohne daß Insulin gespritzt zu werden braucht (siehe Abb. 9).

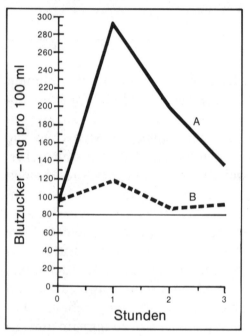

Abb. 9
Hier wird die stabilisierende Wirkung einer schwach kohlenhydrathaltigen Mahlzeit auf eine Versuchsperson demonstriert, die alle Anzeichen einer Hyperglykämie hat (zu hoher Blutzuckerspiegel).
Kurve A zeigt das überaus steile Ansteigen des Blutzuckerspiegels auf die dreifache Höhe nach Genuß von 100 g Traubenzucker. Innerhalb von 2 Stunden erfolgt scharfes Abfallen auf etwa 135 mg. Während des Absinkens des Blutzuckerspiegels können hier die gleichen Krankheitserscheinungen auftreten, wie sie sich bei Hypoglykämie zeigen.
Kurve B wurde bei der gleichen Person nach Genuß einer Mahlzeit erhalten, die arm an Kohlenhydraten war. Hier treten innerhalb des gleichen Zeitraumes keine größeren Schwankungen auf.

Ein leicht erhöhter Blutzuckerspiegel kann also ähnliche Erscheinungen hervorrufen, wie sie bei Menschen mit zu niedrigem Blutzuckerspiegel beobachtet werden. Diese Erscheinungen verschwinden alsbald bei der gleichen Diät, wie sie bei niederem Blutzucker angewandt wird, also bei einer kohlenhydratarmen und eiweißreichen Kost. Die Tafeln 3, 5 und 6 zeigen deutlich, wie der Blutzuckerspiegel bei Personen gehoben werden kann, die an Hypoglykämie (zu wenig Blutzucker) leiden; Tafel 7 zeigt dagegen, wie der Blutzuckerspiegel bei Personen mit Hyperglykämie auf das normale Maß herabgedrückt werden kann. Die schweren Fälle von Hyperglykämie (echte Diabetiker) benötigen im allgemeinen außer einer Diät noch zusätzlich Insulin. So ist es wichtig, die Hyperglykämie rechtzeitig festzustellen, damit diejenigen, die daran leiden, nicht durch Vernachlässigung ihrer Ernährung zu wirklichen Diabetikern werden. Die Krankheitserscheinungen bei den Personen mit leichter Hyperglykämie rühren meist von einer ererbten Unfähigkeit her, Zucker und Stärke zu verwerten.

Personen mit leichter Hyperglykämie sind ebenso wie leichte Zuckerkranke, die nicht in ärztlicher Behandlung zu stehen brauchen, demgemäß besonders gefährdet, weil zwei Gründe

für die Empfänglichkeit für Kinderlähmung zusammenarbeiten:
1. Die großen Schwankungen des Blutzuckerspiegels mit sturzhaftem Absinken unter den Normalwert,
2. der Zustand eines leichten Diabetes, der seinen Grund in der ererbten Unfähigkeit hat, Zucker und Stärke in normalen Mengen zu verwerten.

Bei Personen mit Hypoglykämie, also mit zu niederem Blutzuckerspiegel, arbeitet nur *ein* Faktor für die Empfänglichkeit für Kinderlähmung, nämlich die geringere Zuckerverwertung während der Zeit des zu niedrigen Blutzuckerspiegels.

Körperliche Überforderungen und Kinderlähmung

Es liegen zahlreiche Berichte vor, daß Anfälle von Kinderlähmung nach mäßigen bis schweren Anstrengungen aufgetreten sind.

Fußballspieler, Marathonläufer und andere Sportsmänner haben so rasch nach dem Training, nach Wettbewerben usw. Kinderlähmung bekommen, daß man einen ursächlichen Zusammenhang zwischen der körperlichen Anstrengung und dem Einsetzen der Krankheit vermuten muß. Berichte darüber haben die medizinischen Zeitschriften gebracht (5). Solche Berichte liegen z. B. von Dr. *Voss,* Dr. *Bremer,* Dr. *de Rudder,* Dr. *Petersen* und Dr. *Nase* vor.

Voss berichtet über den Fall eines 17jährigen Mädchens, das nach einem anstrengenden Tennis-Match Kinderlähmung bekam.

Bremer schildert die Erkrankung eines Studenten an Kinderlähmung nach einer schwierigen Bergtour.

Petersen und *de Rudder* beobachteten zwei kleine Polio-Epidemien* nach leichtathletischen

---

* *»Polio«:* der geläufige amerikanische Ausdruck für »Kinderlähmung«

Wettkämpfen. Die Kämpfer, im Alter zwischen 13 und 19 Jahren, sollen sich bester Gesundheit erfreut haben und zur Zeit der Wettbewerbe gut trainiert gewesen sein. Innerhalb einer Woche nach dem Wettkampf hatten 11 Jugendliche die Kinderlähmung. Eine Gruppe von 6 weiteren Jungen wurde wenige Tage nach einem zweiten Wettkampf gleichfalls krank.

Nase beschreibt den Fall eines 26jährigen Soldaten, der an einem Geländelauf teilnahm. Am Ende dieses Laufes war er vollständig erschöpft, erbrach sich und fieberte. Am nächsten Morgen wurde er ins Krankenhaus gebracht, wo er sich im Bett weder aufsetzen noch seine Beine bewegen konnte. Neun Stunden nach der Einlieferung starb er an Lähmung der Atmungsorgane. Die Leichenöffnung ergab Kinderlähmung.

Bei uns erkrankten Fußballspieler nach anstrengendem Trainieren und nach Wettspielen an Kinderlähmung. Von einer Mannschaft im Süden erkrankten drei Spieler in der gleichen Woche, einer von ihnen starb. Der Direktor der Universität, der dieser Mannschaft angehörte, sagte daraufhin alle für den Rest der Saison angesetzten Spiele ab.

Ich habe während der Epidemien jugendliche Poliokranke ausgefragt und dadurch erfahren, daß viele von ihnen nach einem ganztägigen Ausflug oder gelegentlich einer Picknick-Veranstaltung, wo viel gespielt, weit und lange geschwommen und viel Süßigkeiten und Speiseeis genossen wurden, schon am nächsten Tage erkrankt waren.

Man fragt sich, weshalb Überanstrengung die Ursache für die Erkrankung an Kinderlähmung sein kann. Ich schreibe diese erhöhte Anfälligkeit nach solchen Anstrengungen der Tatsache zu, daß die erste Folge jeder Überanstrengung ein Absinken des Blutzuckerspiegels ist. Körperliche Überforderung ist mit starker und längere Zeit andauernder Muskelarbeit verbunden; diese wird natürlich auf Kosten des Blutzuckers ausgeführt, und sie wirkt sich in einer starken Inanspruchnahme der Glykogenreserven aus. Diese Überforderung hat eine geringere Abgabe von Traubenzucker an das Blut zur Folge, so daß der Blutzuckerspiegel absinkt.

Die Ärzte Dr. *Levine,* Dr. *Gordon* und Dr. *Derick* aus Boston stellten einen niedrigen Blutzuckerspiegel bei sechs von neun Marathonläufern fest. Diese sechs hatten nur 45, 47, 49, 50, 65 und 65 mg Zucker in 100 ccm Blut. Alle sechs kamen in einer schlechten Verfassung durchs Ziel, und einer von ihnen war sogar dem Zusammenbruch nahe. Drei von den neun Läufern erreichten ohne Anzeichen einer besonderen Erschöpfung das Ziel, und diese hatten bezeichnenderweise Blutzuckerwerte von 82, 82 und 89 mg.

Körperliche Anstrengung ist, besonders im Sommer, mit viel Schweiß, Durst und Ermüdung verbunden. Das Verlangen nach kühlen und süßen Getränken ist deshalb groß, und so wird der Durst am liebsten durch solche Getränke und durch Speiseeis gestillt. Der damit verbundene Verbrauch von Fabrikzucker kann allein schon das Absinken des Blutzuckerspiegels herbeiführen. Aber das *Zusammenwirken* von körperlicher Anstrengung und dem Verzehr von Süßigkeiten kann den Blutzuckerspiegel besonders stark herabdrücken und damit Anfälle von Kinderlähmung begünstigen. Unter Umständen kann dann die Erkrankung schon innerhalb von 24 Stunden da sein.

Dieser so schnell einsetzende Anfall läßt sich dadurch erklären, daß die betreffende Person die anstrengende Tätigkeit anscheinend bei bester Gesundheit begann und ausübte, daß sie aber ein sogenannter Virus-Träger war, d. h. daß sie das Poliovirus in der Nase, im Hals oder im Magen-Darm-Kanal mit sich herumtrug, wie das bei vielen anderen gesunden Menschen während der Zeit von Epidemien der Fall ist. Man weiß ja, daß während einer Epidemie es neben jedem Fall von Kinderlähmung ungefähr 200 Menschen gibt, die als Poliovirusträger bezeichnet werden müssen. Diese Virusträger bekommen keine Kinderlähmung, solange ihr Blutzuckerspiegel zwischen 80 und 100 mg liegt. Wenn aber nach den oben geschilderten körperlichen Anstrengungen bei solchen Virusträgern der Blutzuckerspiegel erheblich absinkt, dann ist das Poliovirus in der Lage, die Muskelgewebeschranken, hinter denen es wartete, zu überwinden und in das Nervensystem, das Rückenmark und in das Gehirn einzudringen. Dort werden die Nervenzellen angegriffen und möglicherweise zerstört; die Folge ist zunächst die bekannte Lähmung und leider allzuoft der Tod.

Daß ein Anfall sich so bald nach einer körperlichen Anstrengung auslösen kann, deutete ich schon vorher durch die Tatsache an, daß ich Kaninchen 8–10 Stunden nach künstlicher Senkung ihres Blutzuckerspiegels durch Insulin anstecken konnte.

Dr. *W. J. McCormick* aus Toronto hat ebenfalls übermäßigen Genuß von Fabrikzucker und Auszugsmehl als für die Kinderlähmung verantwortliche Ernährungsursache in Betracht gezogen. Er nimmt an, daß eine zucker- und stärkereiche Ernährung Veränderungen im Gewebe des Nervensystems verursacht und dadurch den Boden für die Erkrankung an Polio vorbereitet. *McCor-*

mick machte während einer Kinderlähmungsepidemie sorgfältige Aufzeichnungen über die Ernährungsweise seiner Patienten. Der folgende Fall diene als Beispiel:

Ein 11jähriger Junge erkrankte am 29. Juli in einem Seebad an Polio. Dieser Junge pflegte täglich 14 km zum Badestrand zu radeln, wo er nicht nur badete und schwamm, sondern auch acht Löcher Golf spielte; dann radelte er die 14 km wieder zurück. Am Abend vor dem Ausbruch seiner Krankheit war er zusätzlich auf einem Floß mit einem Stechruder etwa 800 m gerudert, und er klagte danach über große Müdigkeit.

Die durchschnittliche Ernährung dieses Jungen bestand aus gerösteten Maisflocken oder einem anderen gerösteten Getreideerzeugnis, Speck mit Eiern, 2-3 gerösteten Weißbrotschnitten mit Gelee oder Marmelade, Milch oder Kakao und Fruchtsaft aus Dosen zum Frühstück. Mittags gab es gekochte Salzkartoffeln mit Fleisch, Weißbrot und Butter, Krautsalat und Wassermelone. Abends Weißbrot, Gelee und Schokoladenmilch.

Am Tage vor seiner Erkrankung herrschte eine große Hitze, so daß er fünf Brausen trank und mehrere Schokoladenstangen und Puffmaiskonfekt aß.

Meine Erklärung dieses Falles ist folgende: Nach einem langen Tag, der ausgefüllt war mit stundenlangen körperlichen Anstrengungen, fühlte sich der Junge abends todmüde. Dieser Ermüdungszustand führte zweifellos zu einem Absinken des Blutzuckerspiegels. Da der Tag sehr heiß war, nahm der Junge sehr viel Zucker in Form von Brausen, Eiscreme und Süßigkeiten zu sich. Diese schnellverdaulichen Kohlenhydrate kamen zu der oben beschriebenen kohlenhydratüberschüssigen täglichen Ernährung noch hinzu. Die ungewöhnliche körperliche Anstrengung mußte im Verein mit dem großen Zuckerverbrauch zwangsläufig einen vorübergehend sehr niedrigen Blutzuckerspiegel herbeiführen, der mehrere Stunden anhielt. Innerhalb dieser kritischen Stunden konnte ein Kinderlähmungsvirus, das sich gerade auf der Oberfläche der Nasen-, Hals- oder Magen-Darm-Schleimhäute befand, unter den nunmehr hochgezogenen Schranken der Bindegewebe hindurch sein Ziel, das Nervensystem, erreichen und innerhalb von 24 Stunden die Krankheit auslösen.

Dieser Fall lehrt, daß man sich, wenn Kinderlähmungsepidemien herrschen, möglichst aber auch in epidemiefreien Zeiten, vor körperlichen Überanstrengungen hüten soll. Also: Vollkommene Ausschaltung, wenigstens jedoch nur eine mäßige Beteiligung an Langstreckenläufen, Weitstreckenschwimmen, Tennisspiel und ähnlichen Sportveranstaltungen. Nur kurz dauernde Sportübungen sind erlaubt, aber das Schwimmen in sehr kaltem Wasser muß unbedingt vermieden werden; dies kühlt den Körper zu sehr ab und verursacht dadurch eine erhöhte Blutzuckeroxydation zwecks Wiedererlangung der normalen Körpertemperatur. Diese vermehrte Verbrennung von Zucker geht stets auf Kosten des Leberglykogens und der Höhe des Blutzuckerspiegels. Der berühmte *Schauer,* der einen nach einem kalten Bad überläuft, entsteht durch unfreiwillige Muskelzusammenziehungen, deren Zweck es wiederum ist, die verlorene Wärme zu ersetzen.

Dr. *Levinson* stellte fest, daß Affen, die in kaltem Wasser schwammen, eine bedeutend schwerere Kinderlähmung bekamen als andere Affen, die nur in körperwarmem Wasser untergetaucht wurden oder gar in ihren Käfigen bleiben durften (8).

Kinderlähmung tritt in den Städten für gewöhnlich stellenweise auf; da und dort erkranken die Menschen daran, und es ist praktisch unmöglich, festzustellen, ob eins der Opfer vorher mit einem anderen in Berührung gekommen ist. Dadurch unterscheidet sich die Kinderlähmung z. B.

grundsätzlich von Masern und Scharlach, die bekanntlich hochgradig ansteckend sind. Einige Forscher haben festgestellt, daß das Virus der Kinderlähmung während einer Epidemie in dem betreffenden Gebiet nicht stellenweise vorkommt, wie die Erkrankungen selbst, sondern allgemein verteilt ist. Viele gesunde Personen tragen das Virus auf den Oberflächen der Schleimhäute von Nase, Hals, Magen und Darm mit sich herum, ohne daß sie erkranken. Diese Personen nennt man »Träger«.

Die meisten Forscher glauben heute noch, daß man für die Kinderlähmung empfänglich sein muß, was bedeuten würde, daß bei diesen besonders gefährdeten Menschen ein *ererbter* Empfänglichkeitsfaktor vorhanden sein müßte, der es erlaubt, dem Vordringen des Virus zum Zentralnervensystem oder zum Gehirn keinen Widerstand entgegenzusetzen. Ich dagegen bleibe dabei, daß das Vorhandensein eines niederen Blutzuckerspiegels diesen Empfänglichkeitsfaktor bildet. Mit der Senkung des Blutzuckerspiegels fallen im Bindegewebe die Schutzgitter, und dies ermöglicht dem Virus den ungehinderten Vormarsch.

Durch meine Kaninchenversuche kam ich zu dem Schluß, daß bei niedrigem Blutzucker das Virus von der Oberfläche der Schleimhäute sehr schnell in die Gewebe des Zentralnervensystems hineingelangen kann; es scheint nur eine Frage von Stunden zu sein. Die Geschwindigkeit, mit der sich das Virus auf diesem Wege vorarbeitet, hängt offenbar von dem Grade der Senkung des Blutzuckerspiegels ab, aber auch von der Dauer des niedrigen Blutzuckerspiegels. Je weniger Zucker sich im Blut befindet und je länger dieser Zustand anhält, umso schneller bewegt sich das Virus in Richtung auf das Zentralnervensystem fort, und umso schwerer wird schließlich der Grad der Infektion.

Diejenigen Fälle von Kinderlähmung, die sich geschwind entwickeln und die von der Lähmung rasch zum Tode führen, wurden stets bei solchen Personen beobachtet, die schon vorher einen niedrigen Blutzuckerspiegel hatten.

Nicht voll zum Zuge gekommene (abortive) Fälle von Kinderlähmung sind jene, die alle Zeichen und sonstigen Symptome einer Infektion haben, die aber, ohne schwerwiegende Lähmungserscheinungen zu entwickeln, wieder zur Genesung führen, ohne daß echte Lähmungen auftreten. Ich lege dies so aus, daß diese Fälle dann eintreten, wenn nur auf kurze Zeit ein mäßiger Blutzuckerspiegel zu verzeichnen war, der nur einer geringen Anzahl von Viren erlaubte, bis zum Zentralnervensystem vorzudringen, wo diese Viren wohl eine Entzündung, nicht aber eine Lähmung verursachten.

Im Zusammenhang mit dem vorher über das »Adrenal-sympathische-Schutz-System« gesagte bin ich der Meinung, daß die sogenannten abortiven Fälle der Kinderlähmung sich von den Folgen der leichten Senkung des Blutzuckerspiegels schnell genug erholen konnten, um eine folgenschwere Invasion und Vermehrung der Viren und somit eine Schädigung des Zentralnervensystems zu verhindern.

Zwischen den beiden Extremen der stark paralytischen- und der Abortivfälle bestehen viele Grade der Empfänglichkeit, die davon abhängen, 1. wieweit der Blutzuckerspiegel absinkt, 2. wie lange dieser Zustand anhält, 3. wieviel Glykogen in der Leber gespeichert ist und 4. vom Grad der Durchschlagskraft der adrenal-sympathischen Gegenwirkung.

Es gibt auch noch andere physiologische und immunologische Faktoren, die mit der Widerstandskraft gegen die Infektion zusammenhängen, doch ich glaube, daß diese beim Einsetzen der Erkrankung nur eine geringe Rolle spielen. Kräftige immunologische Faktoren kommen nämlich nicht eher zur Wirkung, bis sich die Infektion richtig ausgebreitet hat. Ich betrachte deshalb die von mir oben angeführten Tatsachen als die wichtigsten, und dies mit Abstand, da sie eine führende Rolle bei der Vorbeugung gegen die Kinderlähmung spielen.

Die Ernährung zur Verhütung der Kinderlähmung

Die Nahrungsmittel, die wir zu uns nehmen, sollen den Körper in erster Linie mit den drei Kalorienträgern – Eiweiß, Fett und Kohlenhydraten – versorgen. Eiweiß und Fette werden im allgemeinen aus tierischen Lebensmitteln bezogen (Rind, Schwein, Fisch, Geflügel, Molkereiprodukte und Eier). Diese enthalten auch kleinere Mengen von Kohlenhydraten in Form von Glykogen.

Getreide, Gemüse und Früchte versorgen uns in der Hauptsache mit Kohlenhydraten, aber auch mit unterschiedlichen Mengen von Eiweiß und Fett. Alle pflanzlichen Nahrungsmittel enthalten *ausreichend* Eiweiß.

Eiweiß (Protein)
Es ist wesentlich, daß der menschliche Organismus laufend und ausreichend mit gutem Eiweiß versorgt wird. Eiweiß ist von besonderer Wichtigkeit für das Wachstum und die Neubildung der Zellen, sowie für die Bildung von Schutzkörpern, die Ansteckungen abzuwehren vermögen. Ferner wird hochwertiges Eiweiß gebraucht für die

Bildung von Drüsensubstanzen, Fermenten usw. Ein Leben ohne Eiweiß ist unmöglich. Die Bedeutung des Eiweißes hatten schon die alten Griechen erkannt; das Wort Protein heißt nämlich »von größter Wichtigkeit«.

Der Mensch braucht jedoch kein tierisches Eiweiß, um seinen Eiweißbedarf zu decken. Wichtig ist lediglich, daß er genügend unerhitzte Pflanzenkost in Form von Getreide, Blatt- und Wurzelgemüse und Obst zu sich nimmt.

Kohlenhydrate
Sie werden im Pflanzenreich unter dem Einfluß der Sonnenbestrahlung aus Kohlendioxyd und Wasser gebildet. Diesen sehr komplizierten Vorgang nennt man Photosynthese. Unter der Sammelbezeichnung Kohlenhydrate verstehen wir Zucker, Stärke und Stoffe, die weder Zucker noch Stärke sind. Diese Unterscheidung ist für uns außerordentlich wichtig, weil sie uns beweist, daß nur Zucker und Stärke die Ursache eines niederen Blutzuckerspiegels sein können. Karotten, Salat, Tomaten, Kohl und andere Vegetabilien verursachen kein Absinken des Blutzuckerspiegels. Dieser Unterschied des Verhaltens der beiden Kohlenhydratgruppen hat seine Ursache in der verschiedenartigen chemischen Zusammensetzung.

Die Verwendung des Sammelbegriffs Kohlenhydrate ist unexakt und läßt gefährliche Mißverständnisse aufkommen. Es ist streng zu unterscheiden zwischen den Lebensmitteln, die Kohlenhydrate enthalten (z. B. Getreide), und den isolierten Kohlenhydraten (z. B. Auszugsmehl). Eine Zuckerrübe enthält u. a. Kohlenhydrate, der gewöhnliche Fabrikzucker ist jedoch ein isoliertes Kohlenhydrat. Es kommt also immer darauf an, ob bestimmte Stoffe im ganzen Lebensmittel im natürlichen Verband enthalten sind oder ob sie durch technische und teilweise chemische Prozesse aus diesem Naturprodukt herausgelöst wurden.

Fette
Fette finden sich in allen tierischen Nahrungsmitteln; in Milchprodukten, in Eiern, aber auch in vielen Pflanzen; insbesondere in Getreide, Gemüsen und Früchten. Da die Fette und Öle keinen Einfluß auf den Blutzuckerspiegel ausüben, braucht deren Konsum in der Polio-Diät nicht eingeschränkt zu werden. Auch hier ist es wichtig, die Fette so natürlich wie möglich zu verwenden. Natürliche Fette sind Butter, sogenannte kaltgepreßte Öle und Sahne.

Vitalstoffe
Für die biologische Wertigkeit eines Nahrungsmittels ist der Gehalt an Vitalstoffen ausschlaggebend. Die Gesundheit des Menschen ist nur garantiert, wenn diese Vitalstoffe in einem ausgewogenen richtigen Verhältnis zueinander mit der Nahrung zugeführt werden. Diese Ausgewogenheit ist in den natürlich gewachsenen Lebensmitteln vorhanden. Zu den Vitalstoffen gehören Vitamine, Mineralstoffe, Spurenelemente, Fermente/Enzyme, ungesättigte Fettsäuren, Aromastoffe und Faserstoffe (sogenannte Ballaststoffe).

Allgemeine Kostvorschläge während einer Polioepidemie
Ich rate zur Ausschaltung von Nahrungsmitteln, die Fabrikzucker und Auszugsmehle enthalten. Es ist wichtig, mindestens $^1/_3$ der täglichen Nahrungsmenge als unerhitzte Frischkost zu verzehren.

Folgende Nahrungsmittel sollten weggelassen werden:
Alle Arten von Fabrikzucker und damit gesüßte Nahrungsmittel, Brause, gewöhnliche Säfte, Speiseeis jeder Art, Bonbons, Pralinen, mit Fabrikzucker eingekochte Marmeladen, Konfi-

türen, Gelees, Pudding, Torten, Pasteten, Kekse und Kleingebäck aus Auszugsmehl, mit Fabrikzucker gesüßte Obstkonserven.

Alle Auszugsmehlprodukte wie Makkaroni, Spaghetti, Teignudeln, Mürbegebäck, Biskuit, Weißbrot, Graubrot, Zwieback.

Getreidespeisen: Hafergerichte, Reisgerichte, Roggengerichte, Maisgerichte, Weizengerichte, soweit sie aus raffinierten Getreideprodukten hergestellt werden. Die sogenannten Auszugsmehle bestehen fast ausschließlich aus Stärke, nachdem die fett- und eiweißhaltigen Randschichten und der Keim bei der Mehlherstellung entfernt wurden.

Folgende Nahrungsmittel sind erlaubt
Kartoffeln, in der Schale gekocht, als Pellkartoffeln oder auf dem Blech gebacken, Getreidegerichte aus Vollkornmehl, z. B. Vollkornspaghetti, Vollkornmakkaroni, Vollkornnudeln, Vollkornpizza. Getreidegerichte aus dem ungeschroteten Korn wie Gerstenauflauf, Weizeneintopf, Hafergrütze, Buchweizengrütze, Hirsebrei, Mayonnaise usw.

Vollkornbrot, Vollkorntorte, Vollkorngebäck jeder Art. Pudding aus Weizenvollkornmehl mit wenig Honig gesüßt. Alle Sorten Obst und Gemüse wie

Orangen
Ananas
Zitronen
Erdbeeren
Äpfel
Kirschen
Pfirsiche
Pflaumen
Johannisbeeren.
Artischocken
Spargel
Zwiebeln
Rüben
Wachsbohnen
Sojabohnen
Löwenzahn
Radieschen
Oliven
Blumenkohl
Pilze
Gemüsesäfte
Gurken
Auberginen
Pastinaken
Meerrettich
Senf
Wirsing, Lauch
Kohlrabi

Grapefruits
Himbeeren
Melonen
Trauben
Blaubeeren
Birnen
Brombeeren
Zwetschgen

Sellerie
Chinakohl
Tomaten
Grüne Bohnen
Endivien
Rote Rüben
Kürbis
Rettich
Kohl
Karotten
Spinat
Kopfsalat
Petersilie
Kresse
frische Erbsen
Paprikaschoten
Selleriegrün
Rhabarber, Kapern
Sauerampfer

Allerdings sollte der Obstanteil nicht überwiegen, sondern im Verhältnis zum Gemüse etwa ¹/₃ ausmachen.

Gesüßt werden können alle Speisen mit Honig in geringer Menge, Süßstoff oder Trockenfrüchten. Alle Getränke, die nicht mit Fabrikzucker gesüßt sind, sind erlaubt. Da diese Ernährung viel Frischkost enthält, wird auch weniger als vorher getrunken.

Fleisch und Fisch sind erlaubt, desgleichen Eier, Milch, Quark, Buttermilch, ungesüßter Joghurt, süße und saure Sahne und jede Art von Käse.

Vegetarier sollten darauf achten, daß sie einen ausreichenden Frischkostanteil verzehren (mindestens ¹/₃ der Gesamtnahrungsmenge), der vielseitig zusammengestellt ist.

Die Speisekarte in der Polio-Zeit

Frühstück

1. Frischkornbrei
Er wird aus einer Mischung von Roggen und Weizen oder aus einer Mischung von Roggen, Weizen, Gerste, Hafer und Hirse, wie in Waerlands Kruska (erhältlich im Reformhaus) hergestellt. Von dieser Mischung werden 3 Eßl. durch die Getreidemühle, in einem Mixapparat oder in einer alten (nicht neuen) Kaffeemühle grob geschrotet. *Das Mahlen muß jedesmal frisch vor der Zubereitung vorgenommen werden!*

Nicht auf Vorrat mahlen! Das gemahlene Getreide wird mit ungekochtem, kaltem Leitungswasser zu einem Brei gerührt und 5–12 Stunden stehen gelassen. Die Wassermenge wird so berechnet, daß nach der Quellung nichts weggegossen zu werden braucht. Nach 5–12 Stunden wird dieser Brei genußfähig gemacht durch Zusatz von frischem Obst (je nach Jahreszeit), Zitronensaft, 1 Teel. Honig (nur manchmal; regelmäßig Honig kann Karies erzeugen), 1 Eßl. Sahne, geriebenen Nüssen nach Art des Bircher-Benner-Müslis.

Solange verfügbar, sollte man immer einen Apfel hineinreiben und sogleich untermischen, bevor er braun wird. Der geriebene Apfel macht den Frischkornbrei besonders luftig und wohlschmeckend.

Statt dieser Zubereitung kann der Körnerbrei auch mit Joghurt, Milch oder Sauermilch zubereitet werden. In diesem Falle müssen die anderen Zutaten wegbleiben, da die Kombination bei Darmempfindlichen Unverträglichkeit hervorrufen kann. Es ist ohne Belang, zu welcher Tageszeit dieser Brei genossen wird.

2. *Die Zubereitung nach Dr. Evers*

3 Eßl. Roggen oder Weizen (wegen der verschiedenen Keimzeiten keine Mischung) werden über Nacht (etwa 12 Stunden) mit ungekochtem kaltem Wasser eingeweicht. Am Morgen werden die Körner in einem Sieb mit frischem Wasser gespült. Tagsüber bleiben sie trocken stehen. In der zweiten Nacht werden sie wieder mit Wasser übergossen, am nächsten Morgen wieder gespült. Dieser Vorgang wird so lange fortgesetzt (im Durchschnitt 3 Tage), bis die Körner keimen und die Keimlinge ca. $^1/_3$ cm lang sind. In der Keimzeit sollen die Körner möglichst bei Zimmertemperatur stehen (d. h. nicht zu kalt und nicht zu warm). Diese gekeimten Körner können

mit Zutaten versehen werden, wie beim Frischkornbrei angegeben. Sie sind *gründlich* zu kauen.

Dieser Brei sollte, wie *jede* Frischkost, zuerst gegessen werden, d. h. *vor* gekochten oder gebackenen Speisen. Nach dem Frischkornbrei kann das Frühstück, je nach Appetit, mit Vollkornbrot, Butter, Käse, Honig, Marmelade (ohne Fabrikzucker), Wurst, Fleisch oder Ei ergänzt werden. Als Getränk eignen sich Kräuter- und Früchtetee. Gesüßt werden kann mit Süßstoff oder Honig.

Dieses Frühstück kann dem persönlichen Geschmack und dem Appetit entsprechend variiert werden. Mancher ist mit dem Frischkornbrei zufrieden, denn er schmeckt gut und ist sehr sättigend. Andere mögen außerdem Brot und Butter mit Fleisch, Fisch oder Käse als Beilage. Den Mengen der erlaubten Lebensmittel sind keine Grenzen gesetzt. Getreideprodukte sollten nur als Vollkornprodukte, niemals als Auszugsmehle, genossen werden.

Mittagessen
Vor der warmen Mahlzeit wird stets eine Frischkost aus verschiedenen Gemüsesorten gegessen, z. B. ein Salat aus Mohrrüben, Tomaten, Gurke, Endivien, Zwiebel, der mit Obstessig, kaltgepreßtem Öl, frischen Kräutern und Gewürzen

abgeschmeckt wird. Es können über und unter der Erde gewachsene Gemüsesorten und Blattsalat vielseitig kombiniert werden. Den Mengen sind auch hier keine Grenzen gesetzt.

Unter der Erde gewachsen:

Schwarzwurzeln: fein gerieben, vermengt mit süßer Sahne und Kokosraspeln.

Möhren: gerieben, mit geriebenen Äpfeln, Nüssen und Zitrone, oder als Salat mit feingeschnittener Zwiebel, Öl, Zitrone, Schnittlauch, Petersilie.

Rote Bete: fein gerieben, mit Äpfeln, Zitrone, saurer Sahne und Nüssen.

Sellerie: fein gerieben, mit Nüssen, süßer Sahne oder wie bei Möhren.

Steckrüben: fein gerieben, mit Sahne, Zitrone, Öl, Petersilie.

Kürbis – rote Bete: Äpfel, Nüsse, etwas saure Sahne.

Rettich oder Radieschen: mit grüner Petersilie (Veränderung mit Tomaten), Zwiebeln, Schnittlauch.

Pastinaken: fein gerieben, Zitrone, süße Sahne, geriebene Nüsse oder wie bei Möhrensalat (s. o.).

Topinambur: grob reiben, etwas Öl und Nüsse.

Über der Erde gewachsen:

Kohlrabi: mit Öl, grüner Petersilie oder mit süßer Sahne und geriebenen Nüssen.

Blumenkohl: fein gerieben mit süßer Sahne, geriebenen Nüssen oder Kokosraspel.

Weißkohl: fein gewiegt, mit Öl, Zitrone oder Obstessig, Schnittlauch, Petersilie, schwarzem Pfeffer.

Rotkohl: fein gewiegt, mit Zitrone, Äpfeln, Veilchenpulver.

Gurken: mit Schale, feine Scheiben, mit saurer Sahne oder Joghurt oder Obstessig, Dill, Petersilie, Schnittlauch, Öl, (Veränderungen mit Tomaten), Borretsch, schwarzem Pfeffer.

Blattsalat, Feldsalat, Endiviensalat, Chicoréesalat: etwas zerschnitten, mit Sahne, Öl, Zitrone oder Obstessig, grünen Kräutern (Dill, Kresse, Schnittlauch, Petersilie, Melisse, Fenchel, Borretsch), Zitrone. *Veränderung:* feingeschnittener Sauerampfer, Spinat untermengen.

Spinat: in feine Streifen geschnitten, vermengt mit Öl, Zitrone, Zwiebeln.

Sauerkraut: etwas geschnitten vermengen mit feingeschnittenen Zwiebeln, Öl, Kümmel, Porree, geriebenem Meerrettich.

Tomaten: Öl, Obstessig, eventuell Zwiebeln.

Paprika, grüne: in Streifen schneiden, Öl, Obstessig oder Zitrone.

Paprika, rote: als Zutat zu anderen Salaten.

Gelbe Sojabohnen: 5–12 Std. vor der Mahlzeit in Wasser einweichen; können als Beimengung zu allen Salaten oder auch für sich verwendet werden.

Obstsalat: Äpfel, Bananen, Apfelsinen, geriebene Nüsse, Weinbeeren, zerschn. Pflaumen.

Zusammenstellung: möglichst 2 unter der Erde (Wurzeln) und 2 über der Erde (Blätter) gewachsene Teile.

Wichtig: Als Öle dürfen nur sogenannte kaltgeschlagene (naturbelassene) Öle, Sonnenblumenöl, Leinöl, Maisöl, Reisöl usw. verwendet werden. Am besten aus dem Reformhaus.

Die warme Mahlzeit wird vollwertig zubereitet, d. h. daß die Lebensmittel so natürlich wie möglich verzehrt werden.

Kartoffeln werden in der Schale als Pellkartoffeln gekocht, für Reisgerichte wird nur der ungeschälte Naturreis verwendet, Nudelgerichte werden aus Vollkornnudeln zubereitet.

Es könnte z. B. geben:

Kartoffeln, in der Schale gekocht, Erbsen, Mohrrüben, Blumenkohl, Kotelett.

Naturreis mit Butter und Curry, Hühnerfrikassee.

Vollkornspaghetti mit Tomatensoße und Hackfleisch.

Vollkornpizza mit Tomaten, Paprika, Champignons und Käse belegt.

Kartoffeln in der Schale auf dem Blech gebakken und Kräuterquark.

Getreideauflauf mit Pilzen.

Abendessen
Wieder eine Frischkost aus verschiedenen Gemüsesorten voraus. Danach Vollkornbrot, Butter, Käse, Fisch, Wurst.

Oder zur Abwechslung überbackenen Tomaten-Käse-Toast, süßen oder pikanten Reisauflauf, Getreidesuppen, Gemüsesuppen u.a.m.

Auf Nachtisch muß nicht verzichtet werden. Vom frischen Obst bis zum Eis ist alles erlaubt. Allerdings muß das Eis aus Sahne, Früchten und Honig selbst zubereitet sein.

Für Wanderungen und Reisen
1. Radieschen, Tomaten, Mohrrüben, Kohlrabi, Gurke und andere Gemüsesorten sowie Frischkostsalate jeder Art.
2. Alle Obstsorten
3. Nüsse, Mandeln, Sonnenblumenkerne. Mar-

zipan, das aus fein geriebenen süßen Mandeln und Honig selbst hergestellt werden kann.
4. Vollkornpizza oder Vollkornzwiebelkuchen. Kann sehr gut kalt gegessen werden.
5. Grünkernfrikadellen. Käse-Nuß-Frikadellen (werden aus altem Vollkornbrot, Käse, Nüssen und Zwiebeln zubereitet).
6. Gebäck aus Vollkorn wie Vollkornbrot, -brötchen und Vollkornkuchen.
7. Käse, gebratenes Fleisch, Dauerwurst.
8. Als Getränk: Kräutertee, Früchtetee, Mineralwasser.

Der Fantasie sind natürlich keine Schranken gesetzt, wenn man niemals vergißt, um die raffinierten Kohlenhydrate, insbesondere um Fabrikzucker und Stärke in Form von Auszugsmehlen, stets einen großen Bogen zu machen.

Hier sind die wichtigsten Punkte noch einmal zusammengefaßt:

Sie sollten meiden:
1. Jede Fabrikzuckerart (weißen und braunen Zucker, Traubenzucker, Fruchtzucker, Milchzucker, Malzzucker) und damit gesüßte Nahrungsmittel
2. Auszugsmehle (Weißmehl und Graumehl) und Produkte daraus

3. gewöhnliche Industriefette (Margarine, spezielle Bratfette, raffinierte Öle)
4. Säfte, gekochtes Obst. Dieser letzte Punkt gilt jedoch nur für besonders Leber-, Galle-, Magen-, Darmempfindliche.

Sie sollten täglich essen:
1. frisches Getreide als Frischkornbrei oder Frischkorngericht
2. Vollkornprodukte, z. B. Vollkornbrot, Vollkorngebäck, Vollkornnudeln
3. Frischkost (Salate aus rohem Obst und rohem Gemüse)
4. natürliche Fette – Butter, Sahne, sogenannte kaltgepreßte Öle.

1948: Der erste Ernährungs-Blitzkrieg gegen die Kinderlähmung

Der nun folgende Bericht über den ersten Blitzkrieg gegen das Polio-Virus mit Hilfe gut gezielter Ernährungsmaßnahmen ist ebenso dramatisch, wie für einen Arzt ungewöhnlich. Meine Hilfstruppen waren die Presse und der Rundfunk. Ich selbst fungierte als der für alles verantwortliche Oberbefehlshaber.

Vor dem ersten Schuß machte ich mir klar, daß ich mich trotz der wissenschaftlich gesicherten Gedankengänge über die Verhütung der Kinderlähmung scharfer Kritik aus dem Lager der Gegner aussetzen würde. Über eins war ich nicht im Zweifel: Ich durfte das Gelingen meines Feldzuges nicht dadurch in Frage stellen, daß mich der Gegner als ruhmsüchtigen Scharlatan brandmarken konnte. Den Hauptwind nahm ich ihm von vornherein dadurch aus den Segeln, daß ich nicht eine Privatpraxis ausübte, also Geld verdienen wollte; ich arbeitete als staatlich angestellter Arzt. Grundsätzlich haben die Ärzte recht, wenn sie sagen, daß in ihrem Berufsstande keine Propagandaglocken ertönen dürfen. In meinem Falle rechtfertigte jedoch der Zweck die Mittel, ja, ich darf sogar sagen, daß er diese Mittel nicht nur rechtfertigte, sondern sie sogar heiligte.

Es ließ mich einfach das Gefühl nicht los, daß ich in bezug auf die Verhütung der Kinderlähmung etwas sehr Handfestes zu bieten hatte. Wochen vor dem Stichtag (4. 8. 1948) war ich so niedergeschlagen wie noch nie in meinem Leben. Ich hatte eine Methode zur Verhütung der Kinderlähmung entdeckt, aber ich wußte nicht, wie ich dies meinen Mitmenschen sagen sollte. 1941 hatte ich im »Medical Journal« meine Versuchsreihen und -ergebnisse veröffentlicht. Ich wollte damit die Spitzen der Gesundheitsbehörden aufrütteln, damit alle Möglichkeiten, die sich aus meinen Forschungsergebnissen anboten, ausgeschöpft werden konnten. Aber mein Aufsatz teilte das Schicksal vieler anderer: Er blieb unbeachtet und verstaubte in den Archiven.

So reifte in mir der Entschluß, die Verantwortung persönlich zu übernehmen und die Öffentlichkeit direkt aufzuklären. Das war ein gewagter Schritt, der Mut erforderte, denn ich stellte damit meine ganze Berufslaufbahn aufs Spiel. Wenn ich heute zurückschaue, freue ich mich sehr, daß ich diesen Schritt gewagt habe.

Einige Jahre nach meiner ersten Veröffentlichung wurde ich plötzlich vor das Problem gestellt, die Wirksamkeit der Antipolio-Kost am

Menschen direkt zu erproben. Ich wußte, Großversuche am Menschen sind ungewöhnlich schwierig durchzuführen. Die idealste Möglichkeit stellte ich mir vor, indem ich während einer Polioepidemie einen bestimmten Stadtteil auf meine Kost setzen und die Ergebnisse mit denen vergleichen könnte, die sich in den übrigen Stadtteilen, deren Bewohner sich normal ernähren, ergeben würden. Ein solcher Großversuch kann bei uns nur offiziell, also durch die Gesundheitsbehörde, durchgeführt werden. Seit meiner Veröffentlichung im »American Journal of Pathology« im Januar 1941 herrschte die Kinderlähmung in jedem Jahre; 1944 und 1946 bekam sie den Umfang einer echten Epidemie.

Im Sommer 1944 setzte ich mich mit einem Gesundheitsamt in Verbindung, und ich machte den Vorschlag, der Bevölkerung in den Epidemiegebieten den Rat zu geben, während der Dauer der Erkrankungswelle eine zucker- und stärkefreie Ernährung (ohne Fabrikzucker und Auszugsmehle) durchzuführen.

Aber – es geschah nichts.

Dann bot der Sommer 1948 eine neue Gelegenheit zur Erprobung der Antipolio-Kost. Damals lebte ich in Asheville, Nord-Carolina, einer Stadt von 55 000 Einwohnern. Schon im Mai und Juni hatte es sich deutlich gezeigt, daß der ganze

Staat Nord-Carolina eine größere Polio-Epidemie zu erwarten hatte. In Asheville wurden im Verhältnis zur Größe dieser Stadt ziemlich viele Fälle registriert. Während des Juli stieg die Kurve der Erkrankungen weiter an. Die staatlichen und städtischen Gesundheitsbehörden ergriffen nach einer Aussprache mit der Ärztevereinigung von Buncombe strenge Maßnahmen: Kirchen, Theater, Freibäder, Parkanlagen und Rummelplätze wurden geschlossen. Kindern wurde die Benützung der Autobusse verboten. Schließlich blieben die Kinder überhaupt zu Hause, und der Vorgarten wurde ihr Spielplatz. Wer nur konnte, der verließ Nord-Carolina.

Asheville, eine Stadt mit sehr großem Fremdenverkehr, wurde zur Geisterstadt. Es entstand zwar keine Panik, aber überall spürte man das Gespenst der Angst und das elende Gefühl der Hilflosigkeit, gegen die alle vorbeugenden Maßnahmen nichts ausrichten konnten.

Quarantänemaßnahmen haben sich bei Kinderlähmung noch nie als wertvoll erwiesen; manche Gesundheitsämter bezeichnen sie sogar als wertlos. Sie sind nicht nur wertlos, sondern sie senken das Verantwortungsbewußtsein.

Die Epidemie zeigte keine Anzeichen eines Rückganges. Der 1. August nahte heran und mit ihm erfahrungsgemäß die Aussicht auf die schlimmsten Wochen. Da entschloß ich mich zu einer Aussprache mit den Redakteuren der Asheviller Zeitungen. In dieser Pressekonferenz berichtete ich von meinen Tierversuchen und von den Zusammenhängen zwischen Ernährung und Kinderlähmung; dann legte ich meinen Plan vor. Die Presseleute waren beeindruckt, und sie erkannten meine Zuständigkeit in bezug auf ernährungswissenschaftliche Fragen an. Mr. James K. *Hutsell* wurde beauftragt, einen Artikel zu schreiben, der zunächst nur für Asheville und den Bezirk Buncombe bestimmt war. Am 4. August brachte die Asheville-Times, ein Nachmittags-Blatt, einen ausführlichen Aufsatz, in dem über meine Erfahrungen auf dem Gebiet der Ernährungsforschung und über meine Polio-Versuche an Kaninchen und Affen berichtet wurde.

Folgende Ernährungsvorschläge wurden veröffentlicht:
1. Entferne vom Speisezettel jegliche Art von Zucker und zuckerhaltiger Nahrung, desgleichen zuckerhaltige Getränke jeder Art (Tomatensaft ist erlaubt), streiche ferner Speiseeis, Weißbrot, weiße Brötchen, Kuchen und Gebäcke jeder anderen Art. Vermeide den Genuß von Bonbons und mit Zucker eingemachter bzw. konservierter Früchte. – Als Aus-

tausch für Zucker kann für die Dauer dieser Notmaßnahmen Süßstoff zum Süßen verwendet werden.
2. Schränke den Verbrauch stärkehaltiger Nahrungsmittel, wie Weißbrot, Semmeln, Pfannkuchen, Salzkartoffeln, Teigwaren, Reis, Mais, Getreidebreie und Grützen ein.
3. Ersetze die zucker- und stärkehaltigen Nahrungsmittel durch Tomaten, grüne Bohnen, Gurken, Salat, weiße, gelbe und rote Rüben, Kohl, Sojabohnen und Blumenkohl.
4. Iß frische Früchte, auch Bananen und Melonen, nicht öfters als einmal am Tag und auch dann nur in geringen Mengen.
5. Bevorzuge eiweißreiche »Schutznahrung« wie Eier, Milch, Sahne, Käse, Quark, Fleisch und Fisch.
6. Iß täglich drei kräftige Mahlzeiten. Vermeide jede größere Anstrengung und sonstige ermüdende Tätigkeit; sie verursachen zwangsläufig ein Absinken des Blutzuckerspiegels. Vermeide das Schwimmen im kalten Wasser. Ruhe soviel wie möglich!
7. Diese Kostvorschläge und sonstigen Verhaltensmaßnahmen sollten so lange befolgt werden, bis die Gesundheitsbehörden erklärt haben, daß die Gefahr vorüber ist.

In diesem Zeitungsartikel wurden wörtlich

folgende zwei Feststellungen abgedruckt, die ich der Presse gegenüber gemacht hatte:

1. »Ich lege Wert darauf, ohne jeden Vorbehalt zu behaupten, daß eine solche Ernährungsform, wenn sie strikte durchgeführt wird, binnen 24 Stunden eine solche Widerstandskraft im menschlichen Körper aufbaut, daß sie ausreicht, mit der Kinderlähmung fertig zu werden. Es ist klar, daß diese Ernährungsform während der ganzen Dauer einer Epidemie eingehalten werden muß«.

2. »Eins der rätselhaften charakteristischen Merkmale der Kinderlähmung war ihre Vorliebe für heißes Wetter. In Wirklichkeit ist es mit dem Wetter jedoch so: Wenn es heiß wird, bekommen viele Menschen eine Abneigung gegen den Genuß von Fleisch, Fisch und Geflügel; sie glauben, daß bei warmem Wetter eine *leichte* Kost angebracht sei. Welch ein verhängnisvoller Irrtum! Die eiweißhaltigen Lebensmittel werden ersetzt durch Süßspeisen, durststillende Getränke, Eiscreme usw., die alle meist stark zuckerhaltig sind. Nicht also das *Wetter* ist Schuld an der Zunahme der Kinderlähmung, sondern die Tatsache, daß durch den verstärkten Verbrauch *zucker*haltiger Nahrungsmittel der Blutzuckerspiegel absinkt. Das Poliovirus findet dann im Körper so ernährter Menschen keinen nennenswerten Wider-

stand, so daß das Verhängnis seinen Lauf nehmen kann.«

Am Morgen des 4. August gab die »Asheville Times« den Antipolio-Artikel für den Kabeldienst der »Associated Press« und der »United Press« frei. Am Nachmittag des gleichen Tages begannen die Rundfunksender von Nord-Carolina die Ernährungsvorschriften zu verbreiten. Alle paar Stunden wiederholten sich die Durchsagen.

Die Nachmittags- und Abendzeitungen auch anderer Städte druckten die AP- und UP-Meldungen über den Kampf gegen die Polio. Bis zum Abend wußte das ganze Land, worum es ging. Am Morgen des 5. August druckte auch der »Asheville Citizen« den tags zuvor in der »Asheville Times« erschienenen Artikel ab. Am gleichen Tage waren die Titelseiten vieler Zeitungen von Nord-Carolina beherrscht von dem AP- und UP-Bericht. Auch die Rundfunksender wiederholten am 5. August die Kostvorschriften. Noch am 6. August stellten sich viele Zeitungen und später sogar Wochenzeitschriften in den Dienst der guten Sache. Die Zeitungen von Asheville brachten angesichts der Schwere der Epidemie im Distrikt von Buncombe von sich aus Fortsetzungsartikel in meinem Sinne, um die ganze Bevölkerung aufzurütteln.

So ging über Presse und Rundfunk ein regelrechter Alarm durch das ganze Land Nord-Carolina.

Die Reaktion der Bevölkerung übertraf jede Erwartung. Man machte mit und begrüßte diese Möglichkeit der Selbsthilfe angesichts der demoralisierenden Wirkungen der behördlichen Vorschriften und Verbote. Im Gegensatz zum Zwang, die Kinder während des ganzen Sommers in den Wohnungen einzusperren, hatten meine Ernährungsvorschläge einen so starken positiven und optimistischen Widerhall gefunden, daß sie ohne Zögern angenommen und befolgt wurden. Nicht nur die Kinder, sondern auch die Erwachsenen begannen, Fabrikzucker und Stärke in Form von Auszugsmehlen zu meiden.

Die erste und besonders auffallende Wirkung war die deutlich spürbare Hebung der Allgemeinstimmung. Die Eltern hatten etwas erhalten, was sie vorher nicht kannten: Statt still und ergeben alles auf sich zukommen zu lassen und zu hoffen, daß die Polio an ihrer Türe vorbeigehen würde, bekamen sie das Gefühl, etwas Positives unternehmen zu können und sozusagen an der Aufrichtung der Barrikaden mitzuarbeiten, vor denen die Epidemie haltmachen mußte.

In den Läden sanken die Umsätze von Fabrikzucker, Bonbons, Speiseeis, Kuchen, süßen alkoholfreien Getränken usw. rapide ab. So blieb es den ganzen Sommer über. Ein Speiseeisfabrikant verschickte 4 Millionen Liter Eiscreme weniger als sonst um diese Jahreszeit.

Der Erfolg in Asheville
Bis zum 4. August 1948 wurden in Asheville 55 Fälle von Kinderlähmung registriert. Wenn man annehmen wollte, daß an diesem Tage die Epidemie ihren Höhepunkt erreicht hatte, so mußte man nach den früheren Erfahrungen während des Abflauens bis zum Jahresende noch ungefähr 55 weitere Erkrankungen erwarten. Gegen diese Regel wurden in Asheville bis zum 31. Dezember 1948 statt 55 nur 21 neue Fälle gezählt.

In Wirklichkeit wird jedoch in den Südoststaaten der USA der Höhepunkt der Kinderlähmungsepidemien für gewöhnlich erst Anfang September erreicht. Hätten wir also Rundfunk und Presse nicht alarmiert, dann hätte es in Asheville, zurückhaltend geschätzt, in der ersten Septemberwoche weitere 75 Poliofälle gegeben. Wenn wir mit einer ähnlichen Anzahl von Erkrankungen nach dem Höhepunkt gerechnet hätten, müßte es in Asheville in der ganzen Saison eine Gesamtzahl von 150 Poliofällen gegeben haben. Tatsächlich hatten wir aber in dieser Zeit nur 76 Fälle, also fast genau die Hälfte.

Asheville liegt im Kreise Buncombe. Beide, also die Stadt und der Landkreis, haben jede 55000 Einwohner. Im Kreise Buncombe, mit Ausschluß der Stadt Asheville, wurden im ganzen Jahr 102 Kinderlähmungsfälle registriert. Man sollte meinen, daß auf dem Lande, wo die Menschen weit auseinander wohnen und wo die Massenansammlungen des großstädtischen Verkehrs wegfallen, sich die Kinderlähmung nicht in diesem Maße ausbreiten könnte. Hier zeigt sich aber, daß dies ein Irrtum ist. Viele der Kinderlähmungsfälle im Kreis Buncombe ereigneten sich in einsamen Bauernhöfen auf dem Lande. Mangel an Kontakt, d. h. am engen Zusammenleben, ist also offenbar kein Schutz gegen diese Krankheit.

In der Stadt Asheville wirkte jedoch der Propagandafeldzug für die Antipolio-Ernährung wesentlich stärker als im Landbezirk. Sowohl die Epidemie als auch die Schutzkost waren in der Stadt während der Monate August und September die Hauptgesprächsthemen. Dort taten sich die Menschen stärker zusammen, feuerten sich gegenseitig an, die Sonderernährung durchzuführen, und so wurde das enge Zusammenleben geradezu zum Vorteil. In den Landbezirken hingegen schuf die weite Entfernung von Gehöft zu Gehöft ein in diesem Fall gefährliches Gefühl der

Sicherheit, so daß die empfohlenen Maßnahmen nicht überall durchgeführt wurden.

Dies dürften die Hauptgründe dafür sein, daß in jenem Sommer auf dem Lande mehr Personen an Polio erkrankten als in Asheville.

Der Erfolg im Gesamtgebiet der USA
Die am meisten überraschende Wirkung im Verlauf der Kinderlähmungsepidemie im Jahre 1948 zeigte sich an der Zahl von Erkrankungsfällen, die aus dem ganzen Lande gemeldet wurden. Das Diagramm der Abb. 10 zeigt deutlich den Verlauf der Polioepidemien in den Jahren 1946 u. 1948.

Man kann sehen, daß das Jahr 1948 eine Steigerung gegenüber der Erkrankungsziffer von 1946 brachte. Bis zu der am 31. Juli endenden Woche läuft die Kurve von 1948 weit über die von 1946 hinaus. In den darauf folgenden 6 Wochen sinkt dann die 1948er Kurve weit unter die von 1946. Dies ist ein Phänomen, das in früheren Poliojahren niemals beobachtet worden war. Von der am 31. Juli endenden Woche an bekommt die 1948er Kurve Zacken, und mit der am 7. August endenden Woche, in der Presse und Rundfunk den Kampf gegen die Polio begannen, sinkt die 1948er Kurve stark ab. Diese *sofortige* Wirkung kam für mich nicht überraschend, hatte ich doch »ohne jeden Vorbehalt« den Vertretern der Pres-

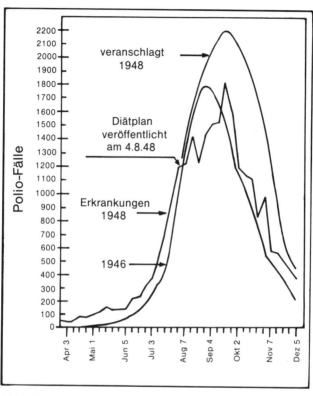

Abb. 10
Dieses Diagramm vergleicht die Kurven der Kinderlähmungserkrankungen im gesamten Gebiet der USA in den Jahren 1946 und 1948. Die gleichmäßige Form der Kurve von 1946 ist beachtenswert. Die von 1948 wird genau nach der Woche, die am 7. August endete – an jenem Tage begann der Ernährungsfeldzug –, schwankend. – Die für 1948 veranschlagte bzw. vorberechnete Kurve zeigt die Anzahl der Erkrankungsfälle, die ohne den Ernährungsfeldzug wahrscheinlich zu verzeichnen gewesen wäre. – Die Kurven für die wirklich in den Jahren 1946 und 1948 registrierten Erkrankungen entsprechen den Zahlen, die der US Public Health Service gesammelt und veröffentlicht hat.

se gegenüber behauptet, daß eine genaue Beachtung meiner Vorschriften für die Schutznahrung innerhalb 24 Stunden durch Normalisierung des Blutzuckerspiegels gegen die Ansteckung bzw. Erkrankung an Polio immun macht.

Die Abbildung 11 zeigt eine unmittelbare Auswirkung meines Feldzuges von 1948 auf die Anzahl der Erkrankungsfälle pro Woche im ganzen Lande. Von der Woche ab, die am 8. 5. 1948 endete, bis zum Ende der Woche, die am 31. Juli 1948 endete, stieg die Anzahl der Erkrankungsfälle in dem Maße, wie das Jahr 1948 das Jahr 1946 übertraf, so daß Ende der Woche vom 17. Juli 420 Fälle mehr als in der gleichen Woche des Jahres 1946 registriert wurden. Auch für die Woche, die am 31. Juli endete, wurden für 1948 304 Poliofälle mehr angemeldet als in der gleichen Woche des Jahres 1946.

Dann kam der plötzliche Umschwung. In den nächsten 6 Wochen verringerte sich die Zahl der Erkrankungen des Jahres 1948 um 1581 Fälle gegenüber dem Jahr 1946. In der am 7. August zu Ende gegangenen Woche gab es 1948 schon 45 Fälle weniger als 1946, am Wochenende des 14. August gab es bereits 166 Fälle weniger, und am Wochenende des 21. August waren es 504 Fälle weniger. Da der Ernährungs-Feldzug erst am 4. August 1948 begann, konnte dieser erst ab 5., 6.

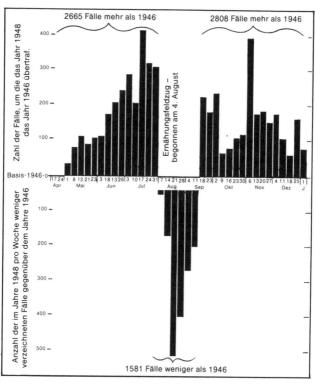

Abb. 11
Diese Tafel zeigt die Anzahl der wöchentlichen Erkrankungen an Kinderlähmung in einer Gegenüberstellung der Jahre 1948 und 1946.
Bis zu der am 7. August 1948 endenden Woche übertrafen die Erkrankungsfälle von 1948 die wöchentlichen Zahlen von 1946. Es wäre zu erwarten gewesen, daß in der Zeit des Höhepunktes der Epidemien – August und September – gleichfalls mehr Erkrankungsfälle als 1946 registriert wurden. Es kam jedoch anders, denn innerhalb des Jahres 1948 fiel die Anzahl der Erkrankungsfälle innerhalb der 6 Wochen gegen 1946 plötzlich ab, obwohl gerade in dieser Zeit erfahrungsgemäß die Polioepidemien am schwersten auftreten. Dieses Absinken beginnt mit der Woche, in der der Ernährungs-Feldzug gestartet wurde.

und 7. August dieser Woche wirksam werden. Der große Rückgang an Erkrankungsfällen während der folgenden Wochen erklärt sich aus der Tatsache, daß die Sonderernährung in allen diesen Wochen jeden Tag ihre Wirkung tat. Stellt man Vergleiche mit den früheren Epidemiejahren an, dann zeigt es sich, daß, wenn in einem Jahre mehr Fälle vorkommen als in einem anderen, das spätere Jahr immer das frühere übertrifft. Nach diesem Gesetz hätten 1948 bedeutend mehr Kinderlähmungsfälle auftreten müssen als 1946, besonders während der Wochen des Höhepunktes im August und September. Das Gegenteil war jedoch der Fall.

Von der Woche, die am 18. September 1948 endete, bis Jahresende übertraf allerdings das Jahr 1948 noch einmal das Jahr 1946, jedoch nicht in dem Umfange, wie es erwartet wurde. Wäre der Ernährungs-Feldzug während der ganzen Epidemiedauer durchgeführt worden, dann wäre die Erkrankungsziffer im Jahr 1948 unter der des Jahres 1946 geblieben, und Tausende von Erkrankungen wären verhütet worden.

Wenn man in Betracht zieht, daß 1948 mit durchschnittlich 250 Fällen pro Woche im Zeitraum vom 26. Juni bis 31. Juli das Jahr 1946 übertraf, dann hätte die Gesamtsumme für die sechs Wochen vom 7. August bis 11. September 1948 für die entsprechenden Wochen um 1500 Fälle übertroffen. In Wirklichkeit aber betrug die Gesamtsumme in der Zeit vom 7. August bis 11. September 1948 1581 Fälle weniger als in den entsprechenden 6 Wochen des Jahres 1946.

Es darf somit angenommen werden, daß mein Ernährungs-Feldzug während der sechswöchigen Periode vom 7. August bis zum 11. September 1948 ungefähr 3000 Erkrankungsfälle verhütet hat. Dies ist eine sehr vorsichtige Schätzung.

Tabelle 1

Dies sind die amtlichen Ziffern für die entsprechenden Wochen in den Jahren 1948 und 1946. Sie zeigen den plötzlichen Wechsel der Zahlen der Erkrankungsfälle.

Woche	1948	1946		Unterschied
22. Mai	127	38	89	(mehr als 1946)
29. Mai	138	34	104	
5. Juni	149	42	107	
12. Juni	219	48	171	
19. Juni	253	45	206	
26. Juni	309	74	235	
5. Juli	362	78	284	
10. Juli	513	311	202	
17. Juli	717	297	420	
24. Juli	982	668	314	
31. Juli	1215	911	304	
5. August: Beginn des Ernährungsfeldzuges.				
7. August	1239	1284	45	(weniger als 1946)
14. August	1409	1575	166	
21. August	1307	1816	509	
28. August	1412	1806	394	
4. September	1512	1780	268	
11. September	1527	1726	199	

Diese Vergleichszahlen wurden entnommen den »Public Health Reports of the U.S. Public Health Service«.

Polio-Höhepunkte in verschiedenen Staaten der USA

In den früheren Epidemien wurde der Höhepunkt gewöhnlich gegen Ende August oder Anfang September erreicht. 1946 war der schwärzeste Tag für das ganze Land der 25. September. Aus Abbildung 12 ist zu ersehen, daß in vier Staaten des Südostens die Höhepunkte auf den gleichen Tag fallen, und zwar während der mit dem 31. Juli endenden Woche. Es handelt sich um folgende Staaten: Nord-Carolina, Süd-Carolina, Georgia und Florida. In fünf weit auseinander liegenden Staaten traten die Höhepunkte an folgenden Tagen ein: In Texas am 18. August, in Kalifornien am 18. September, in Minnesota am 25. September, in New York und Iowa am 2. Oktober 1948.

Das frühere Datum für den Kulminationspunkt in den vier Südstaaten erklärt sich aus der Tatsache, daß in diesen Gebieten der durch Presse und Rundfunk verbreitete Ernährungsfeldzug zum besonderen Tagesgespräch wurde, zumal man dort infolge der Schwere der Epidemie, besonders in Nord-Carolina, in großer Sorge war. Auch die Tatsache, daß das Hauptquartier des

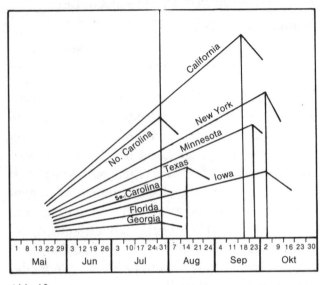

Abb. 12
Aus diesem Diagramm sind die Zeitpunkte ersichtlich, in denen die Polioepidemien in einigen Staaten der USA ihre Höhepunkte erreichten.
Hier fällt auf, daß vier Staaten des Südostens (Nord- und Süd-Carolina, Georgia und Florida) den Höhepunkt während der am 31. Juli 1948 endenden Woche erreichten – also ungewöhnlich frühzeitig. In allen anderen Staaten stiegen die Erkrankungsziffern weiter an. Die Kurve für Nord-Carolina lief bisher mit der von Californien ziemlich parallel. Sie hätte also normalerweise ihren Höhepunkt etwa Mitte September erreichen müssen.

Kampfes in Nord-Carolina war, mag viel zur großen Beteiligung aller Teile der Bevölkerung beigetragen haben.

Das spätere Datum des Kulminationspunktes in den anderen Staaten läßt vermuten, daß dort sowohl Presse als auch Rundfunk nicht so stark mitgingen wie in den Südstaaten.

Nach meinen Beobachtungen brachte in den drei Südstaaten praktisch jede Zeitung den Artikel mit den Verhaltensmaßregeln. Dagegen brachte in New York City nur eine einzige Zeitung, die New York Times, den Aufsatz. Dort waren also die Redakteure nicht so begierig, ihren Lesern einen Artikel von so eminenter Wichtigkeit zu präsentieren, wie es ihre Kollegen in Südosten waren.

Zusammenfassend stelle ich fest, daß der erste Feldzug im Jahre 1948 innerhalb eines Zeitraums von 6 Wochen (7. 8.–11. 9.) 3000 Fälle von Kinderlähmung verhütet hat. – Obwohl 1948 von der Woche ab, die mit dem 18. September endete, bis zum Jahresende das Jahr 1946 übertraf, gab es 1948 nicht so viele Erkrankungen, wie man erwarten mußte. Nach meiner zurückhaltenden Schätzung sind zwischen dem 18. 9. und dem 31. 12. 1948 weitere 1600 Fälle verhütet worden. Ich schätze daher, daß durch den Kampf gegen die Polio in dem Zeitraum vom 7. August und dem 31. September 1948 ungefähr 5000 Poliofälle verhütet wurden.

Das Kinderlähmungsjahr 1949

Der Ernährungs-Feldzug wurde 1949 leider nicht fortgesetzt.

Das Jahr 1949 brachte einen traurigen Rekord in bezug auf die Zahl der Erkrankungen an Kinderlähmung. 1948 erkrankten 23 418 Personen, und diese Zahl stieg 1949 auf 38 153 an.

Die Betrachtung der Statistik dieses Unglücksjahres zeigt uns jedoch einige interessante Daten.

Obwohl im ganzen Lande die Polio stärker tobte als je zuvor, sank die Erkrankungsziffer nicht nur in Asheville, sondern im ganzen Staate Nord-Carolina im Jahre 1949 stark ab. Genau gesagt: 39 Staaten verzeichneten eine Zunahme der Erkrankungen gegenüber dem Vorjahr, 10 Staaten und der Distrikt Columbia stellten ein Absinken der Erkrankungsziffer fest, und von diesen 10 Staaten verzeichneten wir in Nord-Carolina die stärkste Abnahme.

Das statistische Büro des öffentlichen Gesundheitsdienstes der USA veröffentlichte darüber folgende Zahlen:

Staaten mit einer Zunahme im Jahre 1949

	29. Oktober 1949	1. Januar bis 30. Oktober 1948
Massachusetts	1.705	181
New York	5.072	1.321
New Jersey	1.350	715
Michigan	2.568	662
Texas	2.123	1.611
Illinois	2.705	1.013
Oklahoma	1.216	339

Staaten mit einem Absinken im Jahre 1949

Nord-Carolina	*214*	*2.402*
Süd-Carolina	98	355
Georgia	201	215
Florida	228	245
Kalifornien	2.156	4.150
Gesamtfälle in den USA	38.153	23.418

Am eindrucksvollsten ist die starke Abnahme der Polio-Erkrankungen in Nord-Carolina. Dort gab es 1949 nur ein Zwölftel der Erkrankungsfälle aus dem Jahre 1948. *In Asheville erkrankten 1949 nur 5 Personen gegenüber 76 im Jahre vorher.* Eine Beschäftigung mit allen diesen Zahlen und Statistiken ergibt ohne weiteres, daß eine schwere Epidemie, wie sie 1948 war, nicht unbedingt eine leichtere zur Folge hat. Es gibt überhaupt keinen Beweis für die Annahme, daß die Bewohner einer Stadt oder eines Staates während eines schweren Epidemie-Jahres eine Immunität entwickeln. Wenn dies jedoch dennoch der Fall wäre, dann hätte das Jahr 1949 niemals so viel schwerer werden können als das Vorjahr. Wer also glaubt, daß die geringere Zahl von Erkrankungen in Asheville und Nord-Carolina die Folge einer 1948 erworbenen Immunität sei, der wird schwer eine Erklärung dafür fnden, weshalb in anderen Staaten so enorme Zunahmen der Erkrankungen zu verzeichnen sind.

Die Tatsache, daß vier von den zehn Staaten, die 1949 eine Abnahme der Erkrankungsziffern registrierten, im südöstlichen Teil der USA liegen, kann dadurch erklärt werden, daß in diesem Gebiet meine Ernährungsvorschläge in so weiten Kreisen populär geworden sind. Wie oben dargelegt, verdanken wir dies der ausgedehnten Tätigkeit von Presse und Rundfunk und des AP- und UP-Nachrichtendienstes, durch den praktisch jede Zeitung erfaßt wurde.

Ich bin persönlich davon überzeugt, daß das einmalige und ganz aus dem gewohnten Rahmen fallende Absinken der Polio-Fälle in Asheville und Nord-Carolina im Jahre 1949 kein Zufall war. Alle Bewohner von Asheville, mit denen ich darüber sprach, sind derselben Meinung. Direkte Befragungen von Eltern, die sich an die Ernährungsvorschläge von 1948 hielten und diese 1949 weiter befolgten, stellen ein umfangreiches und zuverlässiges Beweismaterial dar. Diese Leute hatten die Ernährungsvorschläge aus ihrer Zeitung ausgeschnitten und das Blatt für spätere Fälle aufbewahrt.

Die *Nationale Stiftung zur Bekämpfung der Kinderlähmung* teilte mir mit, daß in Nord-Carolina und den anliegenden Staaten ein scharfer und anhaltender Rückgang im Verkauf von Eiscreme und bestimmten alkoholfreien Getränken zu verzeichnen gewesen sei. Jene Stiftung hatte ihre eigenen Ermittlungen angestellt, um festzustellen, in welchem Umfange die Bewohner meine Vorschläge befolgt hatten. Sie stellten auch fest, daß der Gesamtverbrauch an süßen alkoholfreien Getränken im Jahre 1949 geringer war als in den Jahren vorher.

Die Abbildungen 13 u. 14 sind Marksteine in der Geschichte der Kinderlähmung von 1931 bis 1949. Jede Zeichnung zeigt einen Vergleich zwischen zwei Jahren, wobei das Vergleichsjahr weniger Fälle aufzeigt als das andere Jahr. Jede Säule der Diagramme stellt die Zahl der Erkrankungsfälle vor, um welche das stärkere Jahr das schwächere in der gleichen Woche übertraf. Es fällt jedem sofort in die Augen, daß ein bestimmtes Jahr sein Vergleichsjahr übertrifft; die Säulen stehen sämtlich während der ganzen Epidemiedauer über der Grundlinie. Dies gilt für alle Diagramme mit Ausnahme dessen, das die Jahre

1946 mit 1948 vergleicht. Sie werden bemerken, daß die Säulen dieser Zeichnung erstmals während der Monate August und September nach abwärts gehen, weil 1948 gegen das Jahr 1946 in bezug auf die Anzahl der Erkrankungsfälle in einem Zeitraum von sechs aufeinander folgenden Wochen absanken, obwohl im Jahre 1948 während der Monate Juni und Juli das Jahr 1946 weit übertraf. Dieser Unterschied des Schaubildes für 1948/46 ist tatsächlich verblüffend und einmalig. Einmalig deshalb, weil dies früher nie vorgekommen ist und verblüffend, weil sich das Bild genau in der Woche änderte, in welcher der Aufruf zur Ernährungsumstellung zwecks Verhütung der Kinderlähmung zur Veröffentlichung durch die Presse freigegeben worden war.

Es kann kein Zweifel darüber bestehen, daß ein derartig radikaler Wechsel in dem Bilde des Ablaufs der Epidemie nicht als ein Zufall bezeichnet werden kann. Die Aufgabe, dies zu beweisen, würde denen zufallen, die jenes Ereignis als zufällig bezeichnen würden.

Im Diagramm für die Vergleichsjahre 1948/49 zeigt sich wieder das übliche Bild. Die Anzahl der Erkrankungen im Jahre 1949 übertraf die des Jahres 1948 gewaltig, und die Säulen im Diagramm gehen alle nach oben. Während des Jahres 1949 gab es ja leider keinen Ernährungsfeldzug, und so mußte die Epidemie in den meisten Teilen des Landes den gewohnten Verlauf nehmen.

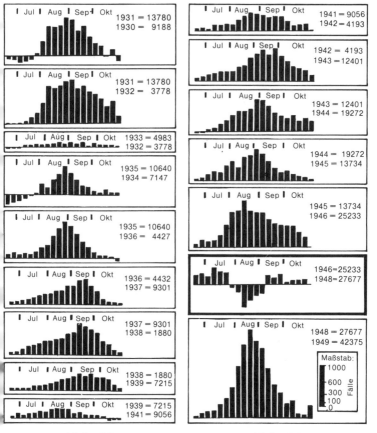

Abb. 13　　　Abb. 14

Das Rätselhafte an den Kinderlähmungsepidemien

In einem am 28. Juni 1947 erschienenen Artikel im Journal of the American Medical Association bespricht *Dr. A. B. Sabin,* ein führender Kinderlähmungsforscher, Probleme, die alle, die diese Krankheit studieren, verblüfft haben. Einige derselben will ich hier aufzeigen und versuchen, auf ihre Lösung etwas Licht zu werfen.

1. Dr. Sabin stellte fest: »Nichts in der Geschichte der Kinderlähmung ist so verblüffend wie ihre Verwandlung aus einer vereinzelt vorkommenden in eine epidemische Krankheit.«

Der steigende Konsum von Fabrikzucker, wie ihn die folgende Tabelle darstellt, hilft uns vielleicht, eine Erklärung für diese Verwandlung zu finden.

2. Dr. Sabin schreibt weiter: »Ein anderer merkwürdiger Umstand, der vielleicht einen wichtigen Fingerzeig darstellt, liegt darin, daß Epidemien am häufigsten und schwersten gerade in denjenigen Gebieten auftreten, in denen das Gesundheitswesen und die Fortschritte auf dem Gebiete der Hygiene den größten Stand erreicht haben.«

Tabelle 2

Der Zuckerverbrauch in den USA

Jahre	kg Verbrauch per Kopf im Jahr
1880–1890	19,80
1890–1900	25,20
1900–1910	29,25
1910–1920	36,90
1920–1930	45,00
1930–1937	42,75
1939	46,35
1972	50,00

Vergleichsweise einige Zahlen über den Zuckerverbrauch in Deutschland*

Jahre	kg Verbrauch per Kopf im Jahr
1836	2,50
1909	17,50
1929	26,50
1935/38	26,00
1947/48	18,29
1949/50	21,43
1950/51	29,06
1954/55	27,00
1955/56	27,76
1973	37,00

* Nach neuesten Angaben betrug 1980 der Zuckerverbrauch in der westlichen Welt täglich pro Person 140 g = 51,1 kg; in Großbritannien bereits 55 kg pro Jahr nach Yudkin.

Dafür gebe ich folgende Erklärung: Die modernsten Formen des Gesundheitswesens und der Hygiene findet man in der Regel in den Gegenden mit dem höchsten Lebensstandard. Diese Fortschritte haben Krankheiten wie Typhus, Cholera, Malaria und Tuberkulose eingedämmt, weil jene Länder durch die Überwachung der Reinheit des Wassers und der Milch, durch Trockenlegung von Sümpfen und durch geeignete

Abwassersanierung keinen Platz mehr für außergewöhnliche Bedrohungen durch Bakterien und andere Mikroorganismen gelassen haben. – Die Tatsache aber, daß die Kinderlähmung durch diese Maßnahme nicht eingedämmt werden konnte, zeigt deutlich, daß das Auftreten dieser Epidemien von Umständen abhängt oder beeinflußt wird, die von denen vollkommen verschieden sind, die Typhus und die anderen genannten Krankheiten zu verbreiten helfen. Wie eben betont, finden wir jene fortschrittlichen Maßnahmen des Gesundheitswesens und der Hygiene in den Wohlstandsgebieten, und es ist eine der bedauernswertesten Nebenerscheinungen, die mit einem hohen Lebensstandard verbunden sind, daß viel Zucker in Form von Luxus-Genußmitteln, wie Eiscreme, Bonbons, süßen Limonaden (soft drinks), Kuchen usw. konsumiert wird. Länder mit einem niedrigen Lebensstandard können sich weder ein ausgeklügeltes Gesundheitswesen und moderne hygienische Einrichtungen noch jene süßen Genußmittel leisten. Deswegen erkläre ich mir das häufigere Auftreten von Kinderlähmung in den hochentwickelten Ländern aufgrund der geschilderten Umstände.

Die folgende Tabelle zeigt die außergewöhnlichen Unterschiede im Zuckerverbrauch in verschiedenen Teilen der Welt. Man sieht dort sogleich, daß die Länder mit dem geringsten Fabrikzuckerverbrauch in puncto Gesundheitswesen und Hygiene am rückständigsten sind.

Tabelle 3

Zuckerverbrauch in den verschiedenen Ländern der Welt

	kg-Verbrauch per Kopf im Jahr		
	1939	1972	1976
USA	46,39	50,00	--
Canada	46,00	--	--
Mexiko	16,70	--	39,42
das übrige Nord-Amerika	18,54	--	--
Argentinien	31,95	--	--
Brasilien	23,06	--	42,34
das übrige Südamerika	12,96	--	--
Schweden	53,69	--	--
Bulgarien	--	--	58,76
Großbritannien	50,67	50,00	--
Schweiz	38,30	50,00	--
Holland	40,23	46,00	--
Deutschland	28,49	35,00	--
Italien	9,59	--	29,93
Polen	13,41	--	--
Rumänien	6,67	--	--
Spanien	7,74	--	--
China	1,44	4,50	--
Indien	10,93	7,00	--
Japan	13,09	30,00	--
Java	5,22	--	--
das übrige Asien	5,85	--	--
Algerien, Marokko und Tunesien	19,98	--	25,91
Südafrikanische Union	26,37	--	--
Ägypten	9,18	--	17,25
das übrige Afrika	1,66	--	--
Australien	51,30	--	52,56
Sowjetunion	--	43,00	--
Irland	--	69,00	--
Israel	--	65,00	--
Kuba	--	54,00	--

Kinderlähmungsepidemien sind am häufigsten und auch am schwersten in den Ländern aufgetreten, deren hoher Lebensstandard sich gleichzeitig durch einen entsprechend hohen Zuckerverbrauch manifestiert. Ferner ist es eine Tatsache, daß Polioepidemien bis jetzt niemals in denjenigen Ländern festzustellen waren, wo die Eingeborenen wenig Fabrikzucker verbrauchen, wie z. B. in China.

3. Dr. Sabin stellt ferner fest: »Nach meiner Meinung ist eines der wichtigsten Probleme in der Geschichte der Kinderlähmungsepidemien die Feststellung der Faktoren, die sich auf das Virus, seinen Wirt und seine Umgebung beziehen und die in den Städten wie New York, Chikago, Minneapolis, Los Angeles, Denver und vielen anderen, die schwere Epidemien durchgemacht haben, verschieden sind von den Faktoren in Städten wie Peiping, Tientsin und Shanghai (die auf demselben Breitengrad liegen), wo bisher nur vereinzelte Fälle gemeldet wurden, obwohl es dort Ärzte westlicher Schule gibt, denen sicher solche Massenerkrankungen nicht entgangen wären.«

In Übereinstimmung mit den zum Problem Nr. 2 gemachten Erklärungen möchte ich sagen, daß auch hier der außerordentlich verschiedene Fabrikzuckerkonsum per Kopf der Bevölkerung zwischen China (1,44 kg) und den USA (46, 39 kg) es sofort erklärlich erscheinen läßt, warum in den Städten der USA diese Epidemien auftreten, in den Städten Chinas aber nicht.

4. Dr. Sabin berichtet weiter, wie unter den amerikanischen Truppen in China, Japan und auf den Philippinen die Kinderlähmung ausbrach trotz der Tatsache, daß es unter den eingeborenen Kindern und Erwachsenen in Gebieten, in denen die Truppen stationiert waren, keine Fälle von Polio gab. Ein Bericht über die Erkrankung an Kinderlähmung auf den Philippinen aus dem Jahr 1936 stellte fest, daß von 17 Erkrankten in Manila 16 Amerikaner waren. 1945 zählte man auf den Philippinen unter den amerikanischen Truppen 246 Fälle von Polio mit 52 Toten; dies geht aus den Berichten des zuständigen Generalarztes der Armee hervor. Seit Beendigung der Kämpfe auf den Philippinen war die Kinderlähmung sogar eine der Haupttodesursachen unter den Truppen der USA, während die Eingeborenen nicht betroffen wurden.

Weshalb blieb die Krankheit in diesen Ländern nur auf amerikanische Truppen beschränkt?

Dr. Sabin war auch Augenzeuge eines Ausbruches von Kinerlähmung unter amerikanischen Marinesoldaten, die 1946 im Gebiet von

Tientsin (Nordchina) stationiert waren. Vier Mann starben, einer wurde schwer gelähmt, und mindestens 25 weitere Soldaten erkrankten ohne Lähmungserscheinungen. – Ein englischer Arzt, Dr. *Grice,* der seit 25 Jahren in Tientsin lebt, erzählte Dr. Sabin, daß er in der Fremdenkolonie dieser Stadt Fälle von Kinderlähmung unter Kindern zwar nicht selten sah, aber fast nie waren es chinesische Kinder. Die außerordentliche Seltenheit von Polio bei den Angehörigen der Gelben Rasse in Nordchina wurde auch schon 1930 von *Zia* bestätigt.

Für das Vorkommen der Kinderlähmung bei den amerikanischen Truppen in China und auf den Philippinen habe ich folgende Erklärung: Die Amerikaner bringen ihre Ernährungsgewohnheiten mit, und sie konnten während der ganzen Dauer des Krieges, wenn immer die Kampfhandlungen es erlaubten, Eiscreme, Bonbons, gesüßte Limonaden und dergleichen bekommen. Eine vollkommene Ausrüstung zur Herstellung von Eiscreme im großen folgte jeder Kampfausrüstung der US-Truppen auf dem Fuß. Ich habe amerikanische Truppen große Quantitäten von Süßigkeiten, hauptsächlich Candies, verkonsumieren sehen, wenn sie durch die Eintönigkeit der K- und C-Rationen derselben überdrüssig geworden waren. Man war der Ansicht, daß unsere Soldaten sich mehr wie zu Hause fühlen, kein Heimweh haben würden und daß ihre Moral stabiler blieb, wenn die aus der Heimat gewohnten Süßigkeiten usw. ständig zur Verfügung waren.

Dadurch, so möchte ich anzunehmen anheimstellen, ereigneten sich die Fälle von Kinderlähmung in der amerikanischen Truppe. Die Eingeborenen aber blieben verschont, weil diese nicht jene großen Mengen von Fabrikzucker verkonsumierten, wie es die Amerikaner taten.

5. Dr. Sabin schreibt ferner: »Enge menschliche Berührung... ist an und für sich keine Erklärung für die sich wiederholenden Sommerepidemien der Kinderlähmung... Bei dem gegenwärtigen hohen Krankheitsbefall gerade unter den Kindern im schulpflichtigen Alter in den USA ist es auffallend, daß die Epidemien der Polio im Gegensatz zu anderen Kinderkrankheiten ausgerechnet während der schulfreien Monate, d.h. während der Ferien auftreten.« Ich unterstelle hierbei, daß man dazu auch sagen kann, daß in der Zeit, wo die Kinder nicht in die Schule brauchen, insbesondere während der heißen Sommerwochen, sie mehr Zeit haben für sportliche und sonstige körperliche Betätigung, die nicht selten im übertriebenen Maße ausgeübt wird, so daß sie auch dadurch für die Kinderlähmung

empfänglich werden. Die Kinder bekommen auch im Sommer mehr Durst und trinken deshalb größere Mengen kühlender süßer Getränke und essen ebensolche Speisen; damit setzen sie sich dem Risiko eines zu niedrigen Blutzuckerspiegels aus.

6. Dr. Sabin stellte weiterhin fest: »Alle diese Probleme und Tatsachen bringen den Beobachter zu einer anderen alten Frage der Geschichte der Kinderlähmung zurück, nämlich: Befällt diese mehr Menschen während des Sommers und in den frühen Herbstmonaten, oder gibt es da nur einen Unterschied zwischen der Zahl der sichtbar gelähmten und der unsichtbar nicht gelähmten Fälle während der verschiedenen Jahreszeiten? Wenn es nur eine einzige Möglichkeit gäbe, diese Frage durch exakte Laborversuche zu beantworten, statt daran herumzurätseln! – Die Frage bleibt: *Warum ruht die paralytische Kinderlähmung mit seltenen Ausnahmen während zwei Drittel eines jeden Jahres fast vollständig (sie tritt nämlich innerhalb dieser Zeit nur vereinzelt auf), und aus welchem Grunde scheint sie dann während der Sommer- und Frühherbstmonate geradezu zu explodieren?*

In Übereinstimmung mit den bisher dargelegten Gedankengängen bin ich geneigt festzustellen, daß die Kinderlähmung während des Sommers stärker herrscht, weil dann das Virus wegen gewisser physiologischer Änderungen im Wirt, d. h. in der Person, in der er sich befindet, aktiv werden kann. Diese Änderung ist chemischer Natur, nämlich vermehrtes Vorkommen des niedrigen Blutzuckerspiegels als Folge vermehrten Konsums von Fabrikzucker in Form gewisser Erfrischungsgetränke, zucker- und auszugsmehlhaltiger Nahrungsmittel und vielleicht eines zu geringen Eiweißgehaltes der täglichen Nahrung. Zusätzlich zum zu niedrigen Stand des Blutzuckerspiegels können übermäßige körperliche Anstrengungen während der Ferien bei Sommerausflügen das Ausbrechen der Kinderlähmung mitverschulden.«

Dr. Sabin macht folgende wichtige Feststellungen in bezug auf Isolierungsmaßnahmen während einer Kinderlähmungsepidemie: »Das Virus hält sich in Epidemiezeiten kurze Zeit im Hals auf, aber häufiger und insbesondere eine längere Zeit hindurch in den Därmen und im Stuhlgang sowohl scheinbar ganz gesunder Menschen, als auch von Patienten mit akuten Kinderlähmungserscheinungen... Es gibt keine Beweise dafür, daß das Virus sich für gewöhnlich in der Nasenschleimhaut findet oder daß feinste Tröpfchen, die beim Husten des Menschen in die Luft versprüht werden, eine bedeutende Rolle bei der

Verbreitung des Virus spielen... Deshalb sind Maßnahmen, die die sogenannte Tröpfcheninfektion verhindern sollen, wie z.B. die Schließung von Kinos und Kirchen... nicht gerechtfertigt.«

Zusammenfassung

Wenn ich das Beweismaterial meiner Behauptungen zusammenfasse, daß ein niedriger Blutzuckerspiegel ein Faktor bei der Empfänglichkeit für Kinderlähmung ist und daß eine Kost, die ein Absinken des Blutzuckerspiegels unmöglich macht, die Erkrankung an Kinderlähmung verhüten kann, dann berechtigen mich dazu die folgenden Gründe:

1. Beim Kaninchen gibt es keinen niedrigen Blutzuckerspiegel; dieses Tier ist unempfänglich für Kinderlähmung.
2. Der Affe hat einen niedrigen Blutzuckerspiegel, und dieses Tier ist für die Kinderlähmung empfänglich.
3. Senkt man beim Kaninchen künstlich den Blutzuckerspiegel durch Insulin, so werden auch diese Tiere für die Kinderlähmung empfänglich.
4. Körperliche Überanstrengung und Schwimmen im kalten Wasser machen für die Kinderlähmung empfänglich, da die Anstrengungen und das Schwimmen eine Senkung des Blutzuckerspiegels zur Folge haben können.

5. Die Kostkampagne, die das Ziel hatte, das Absinken des Blutzuckerspiegels bei einem ganzen Bevölkerungsteil und damit auch die Kinderlähmung zu verhüten, hatte einen bemerkenswerten Erfolg in bezug auf die Anzahl der Poliofälle in der Epidemie von 1948, und zwar sowohl in der Stadt Asheville als auch in den benachbarten Südoststaaten; das geht aus den Vergleichen mit den früheren Epidemien in diesen Staaten hervor.
6. Der einzigartige Wandel in dem Diagramm, das 1946 mit 1948 vergleicht, ist außergewöhnlich, weil die Änderung der Erkrankungszahlen unmittelbar nach Ausgabe der Ernährungsinstruktionen eingetreten war und weil ein solcher Wechsel im Ablauf der Epidemie in der Geschichte der Kinderlähmung in den USA noch nie vorgekommen ist.
7. Obwohl die Kinderlähmungsepidemie im Jahre 1949 in Nord-Carolina schwerer war als 1948, erlebten die Stadt Asheville und der Staat Nord-Carolina den größten Rückgang der Erkrankungsfälle, obwohl Nord-Carolina im Jahre 1948 die zweithöchsten Erkrankungsziffern im ganzen Lande aufzuweisen hatte. Damals hatte der Staat eine Rate von 66,3 und 1949 eine solche von 6,3. Süd-Dakota verzeichnete 1948 eine Rate von 153,9, die

höchste in den USA überhaupt, und diese Rate sank 1949 auf nur 63,0.

8. Auf der ganzen Welt hat es in den vergangenen Jahren nur in jenen Ländern Kinderlähmungsepidemien gegeben, die einen besonders hohen Zuckerverbrauch pro Kopf der Bevölkerung zeigen. Polioepidemien sind in Ländern mit geringem Verbrauch von Fabrikzucker unbekannt. Je größer der Konsum von Fabrikzucker, umso schwerer waren die Epidemien.

Unsere Lebensmittel sollen in der Verfassung sein, in der sie in der Natur angetroffen werden oder wenigstens in einem naturnahen Zustand.

Hippokrates

Nachwort

Anfang Oktober 1956 referierte ich auf dem 2. Internationalen Konvent für Vitalstoffe und Ernährung in Hannover über die Methode des amerikanischen Polio-Forschers Dr. Benjamin P. Sandler, der Erkrankung an Kinderlähmung durch gezielte Ernährungsmaßnahmen vorzubeugen. Dieser Vortrag fand ein starkes Echo. Ich forderte damals die anwesenden Ernährungswissenschaftler auf, dieser Methode ihre Aufmerksamkeit zuzuwenden und sie womöglich zu reproduzieren.

Inzwischen habe ich die Arbeit von Dr. Sandler übersetzt, und ich lege sie hiermit allen interessierten Kreisen vor, damit sie Gelegenheit haben, sich mit den Gedankengängen von Dr. Sandler praktisch zu befassen.

Die Arbeit Dr. Sandlers wurde 1951 in den USA gedruckt. Seitdem wurden bedeutende Fortschritte auf dem Gebiet der Zusammenhänge zwischen Ernährung und Krankheit gemacht, insbesondere durch Forscher, die der Internationalen Gesellschaft für Vitalstoffe und Ernährung und dem Wissenschaftlichen Kuratorium der Gesellschaft für Lebensordnung angehören. Ich erwähne hier als Beispiele die Arbeiten von Prof. Schweigart über die Bedeutung der Eiweißstoffe in pflanzlichen Lebensmitteln, die Forschungen von Dr. H. P. Rusch, Prof. H. Mommsen und Dr. H. Kolb über die Praxis der mikrobiologischen Therapie, sowie die Veröffentlichungen von Dr. Dr. J. Kuhl über die Bedeutung der Milchsäure in der Krebsprophylaxe. Schließlich verursachte die Veröffentlichung von Dr. W. Halden und Dr. L. Prokop, Wien, über die bisherigen Forschungsergebnisse auf dem Gebiet der Verhütung von Arterienverkalkung (Cholesterin-Ernährung-Gesundheit) berechtigtes Aufsehen.

In zahlreichen persönlichen Gesprächen mit den Genannten und anderen Ärzten, Biologen und Ernährungsforschern wurde zunächst festgestellt, daß sich die Lebens-, insbesondere die Ernährungsgewohnheiten in den USA von denen in Deutschland grundsätzlich unterscheiden. Die Ernährung setzt sich dort fast ausschließlich aus industriell entwerteten und chemisch behandelten Lebensmitteln zusammen. Der Begriff des Vollwerts der Nahrung, den Prof. Kollath für uns geprägt hat, und die von Prof. Schweigart begründete Vitalstofflehre waren, als Dr. Sandler seine Forschungsergebnisse niederschrieb, in den USA noch weitgehend unbekannt.

Nach Ansicht von Dr. H. P. Rusch ist es durchaus möglich und sogar wahrscheinlich, daß das Absinken des Blutzuckers, d. h. die Verknappung energiesparender Betriebsstoffe, Abwehrvorgänge außerhalb und innerhalb der Zellen behindert. Bei der innerhalb der Zelle vor sich gehenden Virusinfektion kann der Mangel an Blutzucker die Ausbildung schwerer und schwerster Störungen veranlassen. Da die Abwehr ein komplexes Geschehen ist, an dem also mehrere Faktoren beteiligt sind, kann der Ausfall schon eines einzigen Faktors zuweilen den ganzen Abwehrvorgang in Frage stellen. Es darf also angenommen werden, daß wir in der Beobachtung einer Gefährdung durch Blutzuckerabfall eine Tatsache zu erkennen haben, die gerade bei Virusinfekten eine große Rolle spielt.

Bei der Betrachtung der Ernährungsvorschläge Dr. Sandlers müssen wir die Tatsache beachten, daß die Beschaffenheit der amerikanischen Grundnahrungsmittel im Vergleich zu der von deutschen Vollwert-Lebensmitteln grundverschieden ist. Die ersteren sind sehr arm, manchmal sogar praktisch frei von Vitalstoffen. Man kennt z. B. drüben kaum den gesundheitlichen Wert des Vollkornbrotes, der Vollkornhaferflokken, der Rohkost, der Pellkartoffeln usw. Unter Proteinen werden in den USA in erster Linie

Fleisch und Fisch verstanden, während wir heute bereits in der Lage sind, auch einen erheblichen Eiweißbedarf aus der Milch, den Milchgerichten und vor allem aus Vegetabilien zu decken. Deswegen behalte ich mir vor, in einer eigenen Arbeit solche Kostformen zu veröffentlichen, die uns auch erlauben werden, eine größere Menge von Kohlenhydraten in Form von Vollkornerzeugnissen zu uns zu nehmen, ohne den Blutzuckerspiegel zu gefährden.

Ferner wissen wir heute von Dr. Rusch, daß der Organismus mit einer physiologischen Bakterien-Symbiose zugleich den bestmöglichen Infektionsschutz besitzt. Auch dieser Faktor muß also herangezogen werden, wenn eine Vorbeugung nach dem heutigen Stand unseres Wissens vollständig sein soll.

Schließlich sollte nicht übersehen werden, daß alle Völker mit einem hohen Lebensstandard viel zu große Mengen essen. Damit belasten sie oft die Abwehrkraft fast ebenso stark, wie durch den Genuß zu reichlicher Mengen von fabrikzuckerhaltigen Speisen und Genußmitteln. Wer sich mit 2000–2500 Kalorien am Tage in Form einer Vollwertkost, die frei von chemischen Fremdstoffen ist, begnügt, unterstützt die Ernährungsvorschläge Dr. Sandlers sehr wirksam.

Es wäre sehr zu begrüßen, wenn in der ärztlichen Praxis und in den Krankenhäusern im Interesse der Vorbeugung gegen die Erkrankung an Kinderlähmung in Zukunft ein besonderes Augenmerk auf den Blutzuckerspiegel der Patienten gelegt würde. Die Blutzuckerbestimmung ist heute für den Arzt kein besonderes Problem mehr. Durch eine solche vorsorgliche Blutzuckerbestimmung und die sich daraus ergebenden Ernährungsvorschriften wird es möglich sein, in ungezählten Fällen schwere Erkrankungen zu verhüten, und zwar nicht nur an Kinderlähmung allein.

Die Bedrohung durch das Kinderlähmungsvirus ist, ebenso wie die durch andere Mikrobien, viel zu ernst, als daß man nicht alles versuchen müßte, um auch die von Dr. Sandler empfohlenen Ernährungsmaßnahmen in die Prophylaxe einzuschalten.

Götz Ohly

Überblick über die Forschungsarbeit von Dr. Sandler

Benjamin P. Sandler, M. D., erwarb seinen Doktorgrad als Arzt im Jahre 1931 an der Universität von New York. Anschließend war er als Internist in New Yorker Krankenhäusern und Kliniken tätig, und er gehörte später zu der Forschergruppe dieser Kliniken. Vom Juli 1941 bis Februar 1947 war er Mitglied des »Medical corps« der US-Marine im Range eines »Commander«. Jetzt ist er Bezirksarzt in Nord-Carolina.

Sandler leistete bedeutende Forschungsarbeiten auf dem Gebiet der Kinderlähmung, und er befaßte sich besonders mit den Beziehungen zwischen Ernährung und Krankheit. Über diese Spezialgebiete veröffentlichte er sechs Arbeiten, aber er befaßte sich publizistisch auch mit anderen medizinischen Fragen. Seine Forschungsarbeiten umfassen einen großen Zeitraum; er begann mit seiner Tätigkeit im Forscherstab des Willard Parker-Krankenhauses in New York, dem er während der großen Polio-Epidemie 1931 als Assistent angehörte. Eines Tages gelang es ihm, als er seine Arbeiten als unabhängiger Forscher weiterführte, als Erstem, einen Rhesus-

Affen mit Kinderlähmung zu infizieren, diese Infektion dann auf ein Kaninchen zu übertragen und schließlich die Kinderlähmung von dem Kaninchen wieder in einen anderen Affen zu verpflanzen.

1950 veröffentlichte Dr. Sandler eine Arbeit über die Behandlung der Tuberkulose durch eine Diät, die aus wenig Kohlenhydraten und viel eiweißhaltigen Lebensmitteln besteht. Sie wurde in der Zeitschrift »Diseases of the Chest«, Official Journal of the American College of Chest Physicans, Band XVII, Nr. 4, S. 398, abgedruckt.

Quellennachweis

1. Jungeblut, C.W., and Resnich, R.: Blood Sugar Levels and Dextrose Tolerances in Experimental Poliomyelitis. American Journal of Diseases of Children, Vol. 51, p. 91, 1936.
2. Du Vigneaud, V., and Karr, W.G.: Carbohydrate Utilization. Journal of Biological Chemistry, Vol. 66, p. 281, 1925.
3. Sandler, B.P.: The Production of Neuronal Injury and Necrosis With the Virus of Poliomyelitis in Rabbits During Insulin Hypoglycemia. American Journal of Pathology, Vol. 17, p. 69, 1941.
4. McCullagh, E.P., and Johnston, C.R.K.: Manipulation of Glucose Tolerance by Diet. American Journal of Medical Sciences, Vol. 195, p. 773, 1938.
5. Editorial, Journal of the American Medical Association, Vol. 116, p. 2506, May 31, 1941.
6. Levine, S.A., Gordon, B., and Derick, L.: Some Changes in the Chemical Constituents of the Blood Following a Marathon Race. Journal of the American Medical Association, Vol. 82, p. 1778, 1924.
7. McCormick, W.J.: Observations on the 1941 Outbreak of Poliomyelitis and Encephalitis in the Midwest. Medical Record, Vol. 155, p. 89, 1942.
8. Levinson. Cited in editorial, Journal of the American Medical Association, Vol. 116, p. 2506, May 31, 1941.
9. Wortis, S.B.: Respiratory Metabolism of Exised Brain Tissue. American Journal of Psychiatry, Vol. 13, p. 725, 1934.
10. Shaffer, P.A.: Intermediary Metabolism of Carbohydrates. Physioligical Reviews, Vol. 3, p. 394, 1923.
11. Benedict, F.G., and Carpenter, T.M.: Food Ingestion and Energy Transformation With Special Reference to the Stimulating Effects of Nutrients. Carnegie Institute of Washington Publication No. 261. 1918.
12. Soskin, S., Essex, H.E., Herrick, J.F., and Mann, F.C.: The Mechanism of Regulation of the Blood Sugar by the Liver. American Journal of Physiology, Vol. 124, p. 558, 1938.

13. Bruker, Max-Otto: Krank durch Zucker. Helfer Verlag E. Schwabe, Bad Homburg.
14. Bruker, Max-Otto: Unsere Nahrung – unser Schicksal. bioverlag gesundleben, Hopferau.
15. Yudkin, John: Süß – aber gefährlich. bioverlag gesundleben, Hopferau.
16. Zucker – Bedürfnis, Zwang oder Sucht?, Gottlieb Duttweiler-Institut, Rüschlikon / Zürich.

Stichwortverzeichnis

Abzehrung 22
Adrenalin 20, 24
Adrenal-sympathisches System 20, 24
Affen 30, 151
Blutzucker 12, 15
Diabetes 75, 78
Drüsen mit innerer Sekretion 16, 20
Eier 97
Eiweiß 91
Eskimos 39, 64
Fabrikzucker 139, 146
Fett 93
Gamma-Glukose 63, 64
Glukose-Toleranz-Test 34, 41, 52, 53
Glykogen 16, 21
Hungergefühl, Mechanismus des 56, 57
Hyperglykämie 16, 20, 77
Hypoglykämie 16, 18, 35, 77
Immunisierung 11
Inkubationsfrist 32
Insulin 20

Kaffee 44
Kakao 44
Kaninchen 30, 151
Kohlenhydrat 92
Magenknurren 54, 56
Milch 35, 36, 55, 114
Nebennieren 24
Nervensystem, zentrales 21, 22
Ohnmacht 23, 54
Sauerstoff-Utilisation 67
Staupe 33
Tbc 11
Tee 44
Tröpfcheninfektion 149
Überforderung, körperlich 79, 81
Vegetatives Nervensystem 17
Verbrennung (Oxydation) 21
Virusträger 87
Vollgesundheit 51
Zigaretten 44
Zuckerkrankheit 75
Zuckersucht 43, 59

Bücher von Dr. med. M. O. Bruker

Unsere Nahrung – unser Schicksal
400 Seiten, Best.-Nr. 84018 (früher: Schicksal aus der Küche)
Mit diesem Buch schuf Dr. med. M. O. Bruker ein Standardwerk der Ernährungswissenschaft. Als praktizierender Chefarzt schöpft er aus seinem umfangreichen Wissen und führt jeden Leser zum Verständnis der wahren Ursache von ernährungsbedingten Zivilisationskrankheiten.

Lebensbedingte Krankheiten
364 Seiten, Best.-Nr. 84028 (früher: Krank durch Streß)
Die geistige Haltung bestimmt, wie der einzelne mit den Belastungen des täglichen Lebens fertig wird. Mangel an Kenntnis und Erkenntnis kann zu Krankheiten führen. Konflikte und Streß bedrohen heute jeden. Wie Sie trotz aller Belastungen gesund bleiben oder wieder gesund werden, beschreibt dieses Buch.

Idealgewicht ohne Hungerkur
128 Seiten, Best.-Nr. 84038 (früher: Schlank ohne zu hungern)
Haben Sie es mit Hungern, FDH und Selbstdisziplin versucht und sind trotzdem gescheitert? Dieser wertvolle Ratgeber garantiert Ihnen Ihr Normalgewicht, wenn, ja wenn Sie nur einige wenige Nahrungsmittel meiden und andere Lebensmittel täglich zu sich nehmen.

Stuhlverstopfung in 3 Tagen heilbar
136 Seiten, Best.-Nr. 84048
Selbst die hartnäckigste Stuhlverstopfung kann geheilt werden! Dies haben unzählige Fälle bewiesen. Durch einfache Nahrungsumstellung und Änderung der Lebensbedingungen kann jeder Stuhlverstopfte von seinem jahrelangen Übel befreit werden! Wenn er nur will!

Leben ohne Herz- und Kreislaufkrankheiten
176 Seiten, Best.-Nr. 84058
(früher: Sich schützen vor dem Herzinfarkt)
Haben Sie Schwierigkeiten mit Ihrem Kreislauf? Fühlen Sie sich schlapp und müde? Haben Sie vielleicht schon einen Herzinfarkt hinter sich oder sind Sie infarktgefährdet?

Ernährungsbehandlung bei Leber-, Galle-, Magen- und Darmerkrankungen
168 Seiten, Best.-Nr. 84068 (früher: Leber, Galle, Magen, Darm)
Die Leber ist Ihr zentrales Stoffwechselorgan. Bekommt sie denaturierte (unnatürlich gemachte) Rohstoffe, kann sie auch nur fehlerhaft zusammengesetzte Wirkstoffe an die einzelnen Körperorgane weiterleiten. Diese werden dann, genau wie die Leber, in ihren Funktionen gestört und diese Funktionsstörung macht sich durch Formveränderung und Schmerzen bemerkbar.

Erkältet?
166 Seiten, Best.-Nr. 84078 (früher: Nie mehr erkältet)
Jeder zivilisationsernährte Mensch ist heute ein- oder mehrmals im Jahr »erkältet«.
Erkältungen rühren jedoch in der Regel nicht von Kälte, sondern von einem Hitzestau her. Und, die mangelnde Infektabwehr durch ein gestörtes Immunsystem tut ihr übriges. Bazillen und Bakterien gab es schon immer. Durch Fehlernährung wird jedoch die Abwehrkraft des Körpers erheblich gestört, und dann läuft die Nase oder Sie quält ein Husten.

Rheuma – Ursache und Heilbehandlung
184 Seiten, Best.-Nr. 84088
(früher: Rheuma – Ischias – Arthritis – Arthrose)
Jeder 5. leidet heute an Erkrankungen des Bewegungsapparates. Dies bedeutet für die Kranken: ständige Beschwerden, starke Schmerzen und hohe Kosten für Kuren und Medikamte. Die wirklichen Ursachen und die wirksame Heilbehandlung beschreibt dieses Buch und ermöglicht sogar im späten Stadium das Fortschreiten der Erkrankung zu verlangsamen oder sogar zum Stillstand zu bringen und schmerzfrei zu leben.

Biologischer Ratgeber für Mutter und Kind
308 Seiten, Best.-Nr. 84098
Wenn Sie vorhaben Kinder zu bekommen oder schon welche haben: hier finden Sie endlich alle Informationen, wie Sie Ihr Kind von Anfang an gesund aufziehen und ernähren können.
Gesundheit beginnt bei den Eltern schon vor der Zeugung und setzt sich fort mit dem Stillen und anschließend vollwertiger Ernährung. Auch zu Fragen wie Impfung, Zahnkrankheiten und Allergien nehmen die Autoren Stellung.

Diabetes und seine biologische Behandlung
124 Seiten, Best.-Nr. 81098
Auch wenn es die offizielle Medizin noch nicht wahrhaben will: Durch konsequente Umstellung der Ernährung auf Vollwertkost bestehen bei der Zuckerkrankheit (diabetes mellitus) echte Heilungschancen. Dies kann, je nach Schweregrad der Erkrankung, bis zur völligen Unabhängigkeit von Tabletten und Spritzen führen.

Vorsicht Fluor!
270 Seiten, Best.-Nr. 81118
Die Industrie bemüht sich, zusammen mit Wissenschaftlern, der Bevölkerung einzureden, die Einnahme von Fluor und Fluoridierung von Trinkwasser senke die Zahnkaries. Dieses Buch entlarvt die Drahtzieher und ihre Motive, zeigt die Schädlichkeit des giftigen Fluors auf und weist den Weg zur wahren Zahngesundheit.

Aufmerksamkeiten
190 Seiten, Best.-Nr. 81128
365 Zitate, Sprüche, Aphorismen – für jeden Tag des Jahres einen – die aufmerksam und nachdenklich machen und motivieren, sind gute Begleiter im Leben.

Vom Kaffee und seinen Wirkungen
13 Seiten, Best.-Nr. 81188
Wer regelmäßig Kaffee trinkt, bringt Herz und Kreislauf durcheinander. Kein Wunder, wenn eines Tages der Kreislauf streikt. Aber auch zahlreiche andere Nebenwirkungen beschreibt Dr. Bruker. Nach dem Lesen dieser Kleinschrift werden Sie den Genuß von Kaffee (wie von Rauchen oder Alkohol) als Handlung wider besseren Wissens verstehen.

Ärztliches Memorandum zur industriellen Nutzung der Atomenergie
16 Seiten, Best.-Nr. 81018
Als verantwortlich weiter- und vorausdenkender Arzt zeigt Dr. M. O. Bruker Ihnen anschaulich auf, warum gerade die Atom- oder Kernenergie die »schmutzigste« Form aller bekannten Energieformen ist. Wenn Sie leicht lesbare und verständliche Hintergrundinformationen suchen, um mitreden zu können, dann informieren Sie sich doch einmal durch diese preiswerte Kleinschrift.